脊柱区肌骨高频超声检查

主 编　鄂占森　周播江

副主编　施晓琳　王晓刚　陈一武　尹　倩　陈　峥

编 者（以姓氏笔画为序）

王晓刚　淄博市临淄区人民医院

尹　倩　苏州大学附属第一医院

冯金升　中国航天员科研训练中心

曲　涛　烟台市毓璜顶医院

陈　峥　深圳市南山区人民医院

陈　敏　深圳市龙岗区妇幼保健院

陈一武　中国科学院大学深圳医院

周播江　遵义医学院

施晓琳　深圳市龙岗中心医院

姜　辉　深圳市龙岗中心医院

鄂占森　深圳市龙岗中心医院

潘　敏　广州中医药大学深圳医院

科学出版社

北　京

内 容 简 介

　　脊柱区肌骨超声是目前国内肌骨超声的临床热点和难点，本书紧扣临床热点和需求，详尽讲述了此内容。全书分为 4 章，分别从脊柱的项区、胸背部、腰背部和骶尾部 4 个区域，阐述了上述区域的解剖内容和超声检查技术在此区域的检查手法、体位、超声图像获取等内容，同时陈述了超声在这些区域检查的临床价值。

　　本书可供超声科、脊柱外科、麻醉科、康复科、介入影像学科、中医科等相关学科医师阅读参考。

图书在版编目 (CIP) 数据

　　脊柱区肌骨高频超声检查 / 鄂占森，周播江主编 . — 北京：科学出版社，2019.2

　　ISBN 978-7-03-060603-7

　　Ⅰ . ①脊…　Ⅱ . ①鄂… ②周…　Ⅲ . ①肌肉骨骼系统－超声波诊断　Ⅳ . ① R680.4

　　中国版本图书馆 CIP 数据核字（2019）第 033913 号

责任编辑：高玉婷　郭　威 / 责任校对：韩　杨
责任印制：赵　博 / 封面设计：龙　岩

科 学 出 版 社 出版

北京东黄城根北街 16 号
邮政编码：100717
http://www.sciencep.com

北京建宏印刷有限公司印刷

科学出版社发行　各地新华书店经销

*

2019 年 2 月第 一 版　开本：880 × 1230　1/32
2024 年 3 月第五次印刷　印张：5 5/8
字数：175 000

定价：118.00 元
（如有印装质量问题，我社负责调换）

主编简介

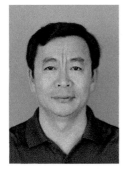

鄂占森　二级主任医师，教授。1986年7月毕业于白求恩医科大学临床医学系，1991年7月于白求恩医科大学第一临床学院首届超声医学硕士研究生毕业。现为北华大学和遵义医学院硕士研究生导师；另为广州中医药大学教授和香港中文大学客座研究员，美国托马斯杰斐逊大学医学院访问学者；兼任美国超声医学会会员，中国超声医学工程学会肌骨超声专业委员会副主任委员，广东省超声医学工程学会理事，广东省中西医结合学会超声医学专业委员会常委，深圳市龙岗区体育科学学会副会长，深圳市龙岗区超声医学专业委员会主任委员，深圳市龙岗区肌骨超声研究所常务副所长，深圳市大鹏新区超声学科名医工作室领衔人。曾主研国家863项目一项，承担并完成了省部级科技项目2项，发明国家专利30余项，独立招收培养肌骨超声硕士研究生14人。以第一作者及通讯作者撰写核心期刊论文100余篇，刊登在SCI检索期刊文章3篇；主编《四肢肌骨高频超声检查及临床应用》（人卫版）专著一部。世界超声医学大会演讲3次。获评创建全国科技普及示范区先进个人、深圳市龙岗区政府优秀专家、广东省首届南粤好医生称号；获得公安部科技成果及深圳市科技进步奖各1项。

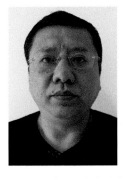

周播江 博士后，副教授，现担任遵义医学院人体解剖教研室主任。1985年毕业于遵义医学院医疗系，留校至今一直从事人体解剖学专业的教学和科研工作。1993年于北京大学医学部获得医学硕士学位，从事心血管实验形态学的研究。2000年至2001年在北京大学医学部生物物理系做国内访问学者，从事细胞生物学和自由基医学领域的研究。2001年至2005年在复旦大学上海医学院从事干细胞的研究，并获得博士学位。2006年至2009年在复旦大学中山医院上海市心血管病研究所做博士后，从事利用干细胞重建梗死心肌细胞的实验研究。目前除积极开展人体解剖学教学改革外，主要从事干细胞和骨骼肌纤维类型的转换机制的研究，承担相关教学和科研课题6项。已主编或参编人体解剖学相关教材13部，发表论文20余篇。

序

　　肌肉骨骼系统超声自20世纪80年代起步，逐渐成为医学超声应用领域的热点之一。近年来，我国肌肉骨骼系统超声检查技术发展迅速，四肢肌骨的高频超声检查技术日臻成熟，而关于脊柱区肌骨高频超声的研究较少。鄂占森主任医师多年来一直潜心于肌肉骨骼系统超声的研究，其所带领的肌骨超声研究生团队曾主编过《四肢肌骨高频超声检查方法及临床应用》一书，对四肢肌骨超声领域的工作起到了积极的推动作用，现其团队又编著了《脊柱区肌骨高频超声检查》一书。脊柱区肌骨超声在国内外已成为超声学科、脊柱外科、麻醉科、康复科、介入影像科、疼痛科等学科诊断和治疗脊柱区疾病的重要参照手段和创新技术应用的热点。本书的出版有助于肌骨超声学科、脊柱外科、麻醉科、康复科、介入影像学科、中医科、整形科等相关学科掌握脊柱区肌骨的详细解剖及其超声声像图特征，为临床工作、科研工作提供卓有成效的帮助，有重要的临床及科研应用价值。

　　《脊柱区肌骨高频超声检查》一书不仅系统阐明了脊柱区肌肉、骨骼、神经、血管、韧带等超声声像图特点，还包括大量有临床实用价值的独立研究成果，如椎枕肌的超声图像、枕大神经及枕动脉和颈深动脉超声图像特点、项韧带的超声图像组成，椎旁间隙及肩胛动脉循环的超声图像特点研究，胸腰筋膜体系及腰椎和腰丛的声像图特征，腰骶髂区韧带及骶尾部和坐骨大孔处超声声像图特点研究等。对于临床医师及超声工作者学习和掌握脊柱区肌骨超声诊断极有帮助。

　　祝贺《脊柱区肌骨高频超声检查》一书出版，并期待此书对脊柱区肌骨高频超声检查技术水平的提高起到积极的引领作用。

中国超声医学工程学会肌骨超声专业委员会名誉主任委员
首都医科大学附属北京朝阳医院
郭瑞君
2019年1月

前　言

　　《脊柱区肌骨高频超声检查》一书是深圳市龙岗中心医院肌骨超声研究所及其研究生团队近6年多时间的研究成果总结。在脊柱区肌骨高频超声研究期间，我们这个团队同时还承担了中华人民共和国公安部应用创新项目及深圳市重点新技术开发项目各一项，负责深圳市龙岗区政府优秀专家重点项目2项，培养肌骨超声专业硕士研究生4人，发明国家实用新型专利6项，发表国家核心期刊文章10余篇，参加世界超声大会演讲1次，在国内多所重点大学进行了脊柱区肌骨高频超声的新技术推广，1篇会议论文刊登在SCI检索期刊上，获得公安部科技成果1项，获得深圳市龙岗区人民政府科技创新奖1项。

　　脊柱区肌骨高频超声检查方法及临床应用项目开展期间得到了深圳大学医学院陈思平教授、吉林大学中日联谊医院王牧教授、首都医科大学朝阳医院郭瑞君教授、遵义医学院解剖学系周播江教授、美国托马斯杰斐逊大学医学院超声教育研究所刘吉斌教授的鼓励与支持；同时得到了深圳市龙岗区委组织部及其人才科领导、龙岗区卫生局的主管领导和深圳市龙岗中心医院谢建雄院长、张浚副书记、袁文斌副院长、龙岗区骨科医院张子清院长及龙岗中心医院科教科、医务科、骨科、病理科、康复科、麻醉科相关专家的鼎力支持。在项目完成期间，超声科研究生陈峥、施晓琳、陈一武、王晓刚、尹倩、曲涛为文献的完善、图像采集、病例收录做了大量工作，在此一并表示感谢。

　　《脊柱区肌骨高频超声检查》一书，以超声医师、进修医师、研究生能够掌握脊柱区肌骨超声思维的系统方法为出发点，具体地阐述了脊柱区肌骨超声的解剖、超声扫查方法及声像图表现、脊柱区肌骨超声研究新进展的综述及脊柱区肌骨解剖的英汉名词等方面内容，希望能够为脊柱区肌骨高频超声检查领域的研究及临床应用提供有效的帮助，为脊柱区肌骨高频超声检查的教学、科研工作尽我们的绵薄之力。由于我们编著者的学识水平有限，对于书中不足和疏漏之处，诚挚地希望各位专家及读者不吝赐教与指正，提出宝贵意见和建议，让我们为脊柱区肌骨高频超声检查方法及临床应用项目的完善、促进和提高而共同努力。

广州中医药大学深圳临床医学院
深圳市龙岗中心医院肌骨超声研究所
鄂占森
2019年1月

目　录

第1章

项区高频超声检查及临床应用

第一节 项区解剖导读

一、境界和分区

脊柱区又称背区，是指脊柱及其后方和两侧的软组织所分布的区域，上达枕外隆凸和上项线，下至尾骨尖。两侧界为斜方肌前缘、三角肌后缘上份、腋后线、髂嵴后份、髂后上棘至尾骨尖的连线。脊柱区从上向下可分为项区、胸背区、腰背区和骶尾区。

项区位于脊柱区的最上部，其上界为脊柱区上界，即枕外隆凸和上项线，下界为第7颈椎棘突至两侧肩峰的连线。项区由浅入深有皮肤、浅筋膜、深筋膜、肌层、血管神经等软组织，以及脊柱、椎管及其内容物等结构。

二、项区的软组织

（一）项区的浅层结构

1.项区的皮肤和浅筋膜 项区的皮肤较厚，有丰富的毛囊和皮脂腺，是疖和痈的好发部位。浅筋膜特别致密而坚韧，脂肪组织中有许多纤维隔连于深筋膜，其内有皮神经和浅血管走行。

2.项区的皮神经和浅血管 项区的皮神经来自颈神经的后支，通常只有第2～6颈神经后支的内侧支支配项区皮肤。主要神经有枕大神经和第3枕神经。枕大神经为第2颈神经后支的皮支，第2颈神经后支较其前支和其他所有颈神经后支粗大，在寰椎后弓与枢椎椎板之间的黄韧带裂隙间穿出椎管。其内侧支即枕大神经，在头下斜肌和头半棘肌之间上升，至斜方肌靠近枕骨的附着点处穿出，然后与枕动脉伴行上升，分布至枕后部的皮肤。枕大神经与枕小神经、耳大神经及第1、3颈神经后支之间有交通。第3枕神经为第3颈神经后支的皮支，穿斜方肌浅出后分布于枕外隆凸附近及项区上部的皮肤。第4～6颈神经后支细小，其内侧支行于颈半棘肌和头半棘肌之间，至颈椎棘突处穿头夹肌和斜方肌浅出，分布于项区靠近中线附近的皮肤。第1颈神经后支细小或缺如，无皮支；第7、8颈神经后支也无皮支（图1-1-1）。

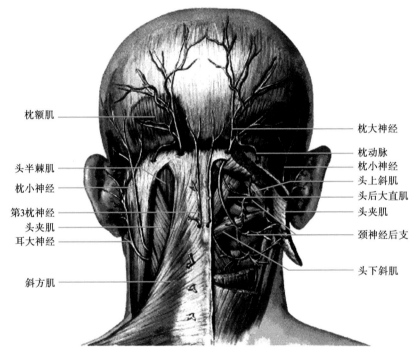

图1-1-1　项区皮神经

项区的浅动脉主要来自枕动脉、颈浅动脉和肩胛背动脉等的分支，其静脉通过相应的伴行静脉引流。

（二）项区的深层结构

1.深筋膜　项区深筋膜可分为两层，浅层包裹斜方肌，属封套筋膜（又称颈筋膜浅层）之一部分。深层位于斜方肌深面，称项筋膜，包裹夹肌和半棘肌，内侧附于项韧带，上方附于上项线，向下移行为胸腰筋膜后层（图1-1-2）。

2.项区肌群　在背部的肌共有三群肌肉：即浅肌群、中间肌群和深

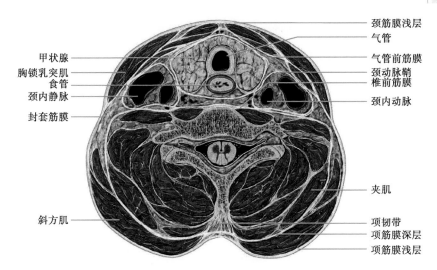

甲状腺
胸锁乳突肌
食管
颈内静脉
封套筋膜

颈筋膜浅层
气管
气管前筋膜
颈动脉鞘
椎前筋膜
颈内动脉

夹肌

斜方肌

项韧带
项筋膜深层
项筋膜浅层

图 1-1-2　颈筋膜

群肌。浅肌群和中间肌群为非背部固有肌，分别产生控制肢体运动和呼吸运动；深群肌为真正的背部肌或背部固有肌，仅作用于脊柱，产生运动并维持姿势。浅肌群包括斜方肌、背阔肌、肩胛提肌和菱形肌，连接上肢和躯干，控制肢体运动。尽管这些肌肉位于背部，但它们多数接受来自颈神经前支的神经支配并作用于上肢。斜方肌接受来自脑神经，即副神经的运动纤维支配。中间肌群主要是后锯肌，包括上、下后锯肌，是浅层呼吸肌。上后锯肌在菱形肌的深面，而下后锯肌在背阔肌深面。上、下后锯肌均由肋间神经支配，上后锯肌由上4对肋间神经支配，下后锯肌由最下4对肋间神经支配，这些神经均属于胸神经前支。深群为背部固有肌群，由脊神经后支支配，其作用为维持姿势和控制脊柱的运动。背部深肌群分成三层：浅层为夹肌，有颈夹肌和头夹肌。中层为竖脊肌（骶棘肌），位于脊柱两侧的沟内。深层主要是一群斜行的肌肉，即横突棘肌群，包括半棘肌、多裂肌和回旋肌。此外还有棘间肌、横突间肌和肋提肌等深层辅助肌。

项区的肌群主要有斜方肌、肩胛提肌、夹肌、横突棘肌群、枕下小肌群等。

（1）斜方肌：斜方肌是位于项区和胸背区上部浅层的宽大扁肌，由副神经支配。该肌血供丰富，主要来自颈浅动脉和肩胛背动脉，其次来自枕动脉和肋间后动脉的分支（图1-1-3）。

（2）肩胛提肌：位于斜方肌的深面，起自第1～4颈椎横突，向外下方走行，止于肩胛骨内侧角和脊柱缘的上部。受肩胛背神经支配，其作用是上提肩胛骨；肩骨固定时，一侧收缩时可使颈侧屈，头部向同侧旋转。

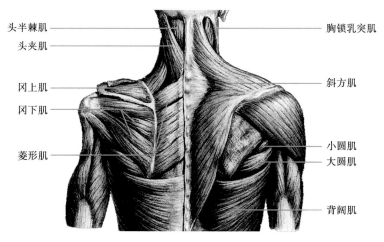

图 1-1-3　项及胸背区浅层肌

（3）夹肌：位于斜方肌的深面，半棘肌的后外方，起自项韧带下部和上位胸椎棘突，肌纤维向外上方，分为两部：头夹肌在胸锁乳突肌上端的深面，止于乳突下部和上项线的外侧部；颈夹肌在头夹肌的外侧和下方，止于上位3个颈椎的横突。一侧夹肌收缩使头转向同侧，两侧同时收缩使头后仰（图1-1-3）。

（4）半棘肌：颈部半棘肌位于斜方肌和夹肌的深面、颈椎棘突的两侧。半棘肌和夹肌均由第2～5颈神经后支的外侧支支配（图1-1-4）。

（5）枕下小肌群：枕下小肌群位于斜方肌和头半棘肌的深面，包括头后大、小直肌和头上、下斜肌。头后大直肌起自枢椎棘突，止于下项线外侧部及其下方骨面；头后小直肌起自寰椎后弓的后结节，止于下项线内侧部及其下方骨面；头下斜肌起自枢椎棘突，止于寰椎横突。此肌是唯一不附着于颅骨的"头"肌；头上斜肌起自寰椎横突，止于枕骨的上项线和下项线之间骨面的外侧（图1-1-4）。

枕骨下三角是头后大直肌与头上斜肌、头下斜肌间的位置较深的三角形区域，位于斜方肌和头半棘肌的深面。枕下三角的边界是：内上为头后大直肌，外上为头上斜肌，外下是头下斜肌；底由寰枕后膜和寰椎后弓构

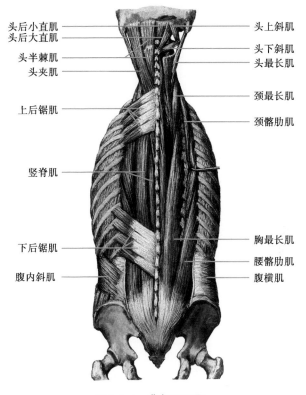

头后小直肌
头后大直肌
头半棘肌
头夹肌
上后锯肌
竖脊肌
下后锯肌
腹内斜肌

头上斜肌
头下斜肌
头最长肌
颈最长肌
颈髂肋肌
胸最长肌
腰髂肋肌
腹横肌

图 1-1-4　背部深层肌

成；顶为头半棘肌；内容物为椎动脉和枕下神经（第1颈神经后支）。

3. 项区深层的血管和神经　项区深层的动脉主要来自枕动脉、颈深动脉、颈升动脉、肩胛背动脉和椎动脉等，其静脉与相应动脉伴行，汇入椎静脉、颈内静脉或锁骨下静脉。项区深层的神经主要来自颈神经的后支、副神经和肩胛背神经。

（1）椎动脉（vertebral artery，图1-1-5）：在前斜角肌内侧起自锁骨下动脉第1段，向上穿第6～1颈椎横突孔，经枕骨大孔入颅腔，入颅后，左、右椎动脉逐渐靠拢，在脑桥与延髓交界处合成一条基底动脉（basilar artery），后者沿脑桥腹侧的基底沟上行，至脑桥上缘分为左、右大脑后动脉两大终支。根据其行程分4段：第1段自起始处至入第6颈椎横突孔前；第2段为穿第6～1颈椎横突孔的部分；第3段为行经椎动脉沟和枕骨大孔入颅处的部分；第4段为颅内段。

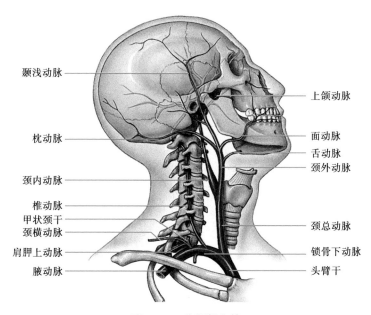

颞浅动脉

枕动脉

颈内动脉

椎动脉
甲状颈干
颈横动脉

肩胛上动脉

腋动脉

上颌动脉

面动脉
舌动脉
颈外动脉

颈总动脉

锁骨下动脉

头臂干

图1-1-5 **头颈部血管**

　　椎动脉颈部的分支有脊髓支和肌支。脊髓支自椎动脉发出后，经椎间孔进入椎管，供应脊髓及其被膜。脊髓支椎管内分升、降支并与上、下方的升、降支吻合，位于椎体后面邻近椎弓根附着处，此外还有分支在椎体后面与对侧同名支吻合，这些分支发支供应椎体和骨膜。肌支在寰椎侧块处起自椎动脉的弯曲部，供应枕下区深层肌，并与枕动脉、颈升动脉和颈深动脉等吻合。

　　（2）颈深动脉（deep cervical artery）：一般起于锁骨下动脉发出的肋颈干，偶尔直接发自锁骨下动脉，起始一段走行类似肋间后动脉的后支，在第8颈神经上方，于第7颈椎与第1肋颈之间（或在第6、7颈椎横突之间）向后走行，然后在头半棘肌和颈椎之间上升至第2颈椎水平。它供应邻近诸肌，并与枕动脉的降支和椎动脉的分支相吻合，此外还发出脊髓支在第7颈椎和第1胸椎之间进入椎管。

　　（3）颈升动脉（ascending cervical artery）：为一小支，起自甲状腺下动脉向内侧急转向处，在膈神经内侧、颈动脉鞘后方经斜角肌与头长肌之间上升，沿途分支供应邻近诸肌，并与咽升动脉、枕动脉和颈深动脉吻合。此外，也发出脊髓支经椎间孔进入椎管分支分布。

（4）肩胛背动脉（dorsal scapular artery）：起自锁骨下动脉第3段或甲状颈干，经臂丛和中斜角肌前面行向外侧，在肩胛提肌深面至肩胛上角，与同名神经伴行，在菱形肌深面沿肩胛骨脊柱缘下行，发支分布于项区和胸背区的肌，以及肩带肌，并参与肩胛动脉网的形成。

肩胛背动脉有时与颈浅动脉共干起自甲状颈干，称颈横动脉（transverse cervical artery）。其浅支即颈浅动脉，深支为肩胛背动脉。颈浅动脉向外侧在胸锁乳突肌和颈阔肌深面，越过膈神经、臂丛和前斜角肌前面，至肩胛提肌前缘，并在该肌浅面和斜方肌深面上行，供应斜方肌及其附近的肌肉。向上并与枕动脉降支吻合。

（5）枕动脉（occipital artery）：约在颈外动脉起点上方2cm自其后壁发出，向后上在二腹肌后腹深面，跨越颈内动、静脉和迷走神经、副神经、舌下神经等三对脑神经浅面至颞骨乳突内侧，继而行经枕动脉沟到达枕下三角，相继位于二腹肌、胸锁乳突肌、头夹肌和头长肌深面，头侧直肌、头上斜肌和头半棘肌的浅面。最后与枕大神经伴行，在斜方肌和胸锁乳突肌附着点的连接处浅出，分支至枕部。动脉在颈部发支分布至项区诸肌，并与椎动脉和肩胛背动脉的分支相吻合（图1-1-5，图1-1-6）。

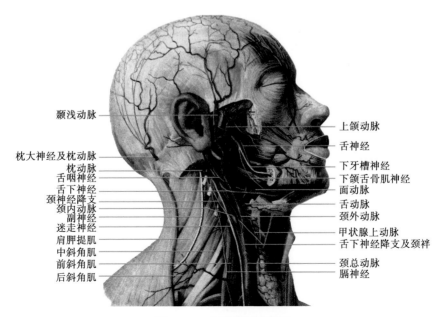

图1-1-6 头颈部深层血管

（6）项区深层的神经：第1～7颈神经后支的分支主要分布于相应区域的项区深层诸肌和皮肤。除第1颈神经外，其余颈神经的后支均分为内侧支和外侧支支配项区诸肌。第1颈神经后支即枕下神经，不分内、外侧支，从寰椎后弓的上方进入枕下三角，分支支配头后大小直肌、头上下斜肌和头半棘肌等。第2颈神经后支在寰椎后弓与枢椎椎板之间的黄韧带裂隙间穿出椎管，其内侧支即枕大神经，外侧支支配夹肌、头长肌、头棘肌等。除第1、2颈神经后支外，其余颈神经后支均行向后内侧至横突间肌内侧，绕过关节突进入头棘肌和颈半棘肌之间，分支支配项区深层诸肌（图1-1-1）。

副神经（accessory nerve）由颅根和脊髓根两部分组成。与舌咽神经和迷走神经一起经颈静脉孔出颅。颅根出颅后加入迷走神经内，随其分支支配咽喉部肌。来自脊髓根的纤维组成副神经的颅外段，出颅后绕颈内静脉行向外下方，在胸锁乳突肌深面分出一支入该肌后，继续在胸锁乳突肌后缘上、中1/3交点处向外下后斜行进入颈后三角，继续行向外下，于斜方肌前缘中、下1/3交点处，进入项区至斜方肌深面，分支支配此肌（图1-1-6）。

肩胛背神经（dorsal scapular nerve）起自臂丛的相应颈神经根，主要由第4、5颈神经前支的分支组成。向后穿中斜角肌至肩胛提肌深面，继而与肩胛背动脉伴行，分支分配于菱形肌和肩胛提肌。

三、颈段脊柱

颈段脊柱构成颈部的骨骼，由7块颈椎及其连结结构组成，并形成脊柱的颈曲，支持抬起头。颈椎椎孔形成的椎管容纳脊髓颈段及其周围的被膜、颈神经根、血管和淋巴组织等。

1.颈椎　椎骨一般形态以胸椎较为典型，在胸背区介绍。

颈椎（cervical vertebrae）由于承受的重量较小，故而其形体较小，为适应颈部的功能特点，其形态特点与其他部位的椎骨有明显的区别。第1、2、7颈椎形态较为特殊，第3～6颈椎形态大致相似，为典型颈椎。

（1）典型颈椎（图1-1-7～图1-1-9）：即第3～6颈椎，具有典型椎骨的形态，包括椎体、椎弓及其发出的7个突起（横突、关节突和棘突）。

椎体较小，横断面呈椭圆形。左右径大于前后径，上表面内凹，下表面突出，前上缘呈斜坡状，前下缘呈嵴状突起，覆盖于下位椎体的前上缘。椎体上面两侧的嵴样突起称钩突，与上位椎体下面侧方的斜坡构成钩椎关节，又称Luschka关节。如椎体钩过度增生肥大，可使椎间孔狭窄，压迫脊神经，产生颈椎病的症状和体征。

第3～7颈椎椎孔较大，呈三角形，容纳脊髓颈膨大。

颈椎横突上有卵圆形的横突孔，有椎动脉及其伴行的椎静脉和交感神经丛通过。第7颈椎横突孔较小或缺如，如存在则仅有副椎静脉经过。横突短而宽，末端分叉，形成横突前、后结节，两结节间的结节间沟有颈神

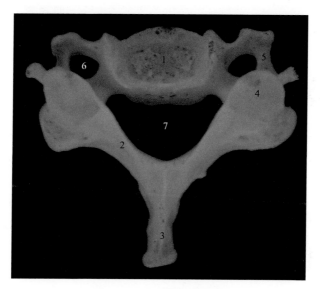

图1-1-7　第5颈椎上面观

注：1. 椎体；2. 椎弓；3. 棘突；4. 上关节突；5. 横突；6. 横突孔；7. 椎孔

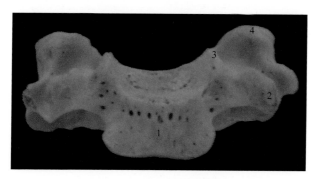

图1-1-8　第5颈椎前面观

注：1. 椎体；2. 横突前结节；3. 钩突；4. 上关节突

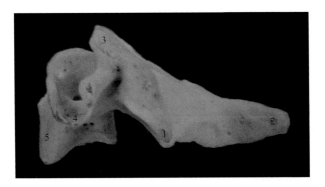

图 1-1-9　**第5颈椎侧面观**

注：1. 下关节突；2. 棘突；3. 上关节突；4. 横突；5. 椎体

经前支通过。第6颈椎前结节较大，称颈动脉结节，有颈总动脉经其前方，当头部出血时，可用手指将颈总动脉压于此结节，进行暂时止血。

关节突呈短柱状，分上、下关节突，上、下关节突的关节面倾斜甚微，几乎呈水平位。

棘突呈矢状位，第2～6颈椎的棘突较短，末端分叉。第6、7颈椎棘突均较长，以第7颈椎棘突最长。

（2）第1颈椎：又名寰椎（atlas，图1-1-10，图1-1-11）呈环状，无椎体、棘突和关节突，由前弓、后弓及侧块组成。前弓较短，后面正中有齿关节凹（齿突凹），与枢椎的齿突相关节。枢椎的齿突实际上是寰椎的椎体，因此可以认为寰椎是绕"自身的椎体"旋转。侧块连接前

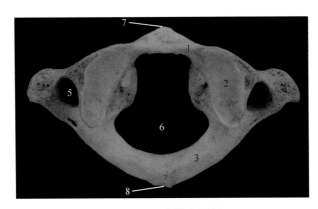

图 1-1-10　**寰椎上面观**

注：1. 前弓；2. 上关节面；3. 后弓；4. 横突；5. 横突孔；6. 椎孔；7. 前结节；8. 后结节

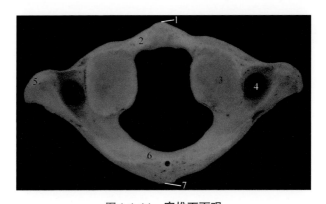

图 1-1-11　寰椎下面观

注：1. 前结节；2. 前弓；3. 下关节面；4. 横突孔；5. 横突；6. 后弓；7. 后结节

后两弓，上面两侧各有一椭圆形关节面，与枕髁相关节；下面有圆形关节面与枢椎上关节面相关节。后弓较长，上面两侧与侧块连接处有横行的椎动脉沟，有椎动脉和枕下神经通过。

（3）第2颈椎：又名枢椎（axis，图1-1-12，图1-1-13），特点是椎体向上伸出齿突，与寰椎齿突凹相关节。齿突原为寰椎椎体，发育过程中脱离寰椎而与枢椎体融合。上关节突关节面较大，平而略凸，呈卵圆形，与寰椎下关节面相关节。

（4）第7颈椎：又名隆椎（vertebra prominents，图1-1-14），棘突特

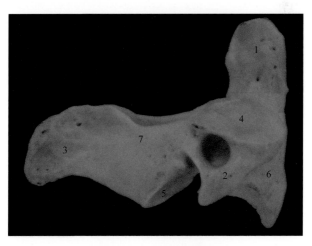

图 1-1-12　枢椎侧面观

注：1. 齿突；2. 横突；3. 棘突；4. 上关节面；5. 下关节面；6. 椎体；7. 椎弓板

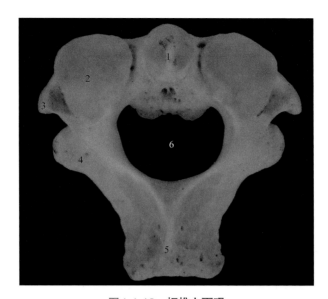

图1-1-13 枢椎上面观

注：1. 齿突；2. 上关节面；3. 横突；4. 椎弓；5. 棘突；6. 椎孔

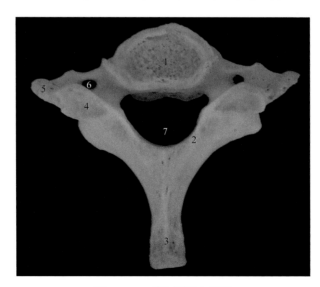

图1-1-14 第7颈椎上面观

注：1. 椎体；2. 椎弓；3. 棘突；4. 横突；5. 上关节突；6. 横突孔；7. 椎孔

长，末端不分叉，活体易于触及，常作为计数椎骨序数的标志。

　　2. 颈椎的连结　颈椎间的连结结构与其他部位的椎骨一样，也包括椎体间的前、后纵韧带和椎间盘和椎弓间的韧带连结和关节突关节。由第1、2颈椎形成的寰枕关节和寰枢关节形态较为特殊。

（1）寰枕关节（atlantooccipital jiont）：为两侧枕髁与寰椎侧块的上关节面构成的联合关节，关节面呈椭圆形，属于双轴关节。关节囊与寰枕前、后膜相连结。两侧关节同时运动，主要可使头做前俯后仰、侧屈和环转运动。也能做旋转运动，但旋转角度极小，约为5.7°。

寰枕前、后膜可加强稳定寰枕关节，同时将寰椎和枕骨间的裂隙封闭。寰枕前膜（anterior atlantooccipital membrane）宽而致密，附于寰椎前弓和枕骨大孔前缘之间，外侧与关节囊融合，内侧有前纵韧带加强。也有学者认为寰枕前膜是前纵韧带的延续。寰枕后膜（posterior atlantooccipital membrane）宽而相对较薄弱，附于寰椎后弓和枕骨大孔后缘之间，外侧也与关节囊融合。在椎动、静脉和枕小神经出入处寰枕后膜形成一弓状结构，有时此弓状结构可钙化形成骨弓。连结枢椎与枕骨间的韧带与寰枕后膜存在功能上的关联。

（2）寰枢关节（atlantoaxial joint，图1-1-15）：包括三个滑膜关节，即两侧的寰枢外侧关节和中央的寰枢正中关节。寰枢外侧关节为寰椎侧块的下关节面和枢椎上关节面构成的关节突关节，关节囊的后部及内侧均有韧带加强。寰枢正中关节由枢椎齿突与寰椎前弓后方的关节面和寰椎横韧带构成。上述三个关节同时运动，使头连同寰椎沿枢椎齿突进行

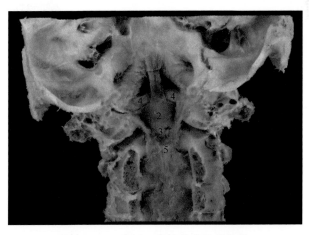

图1-1-15 寰枕、寰枢关节及其韧带

注：1.上纵束；2.寰椎横韧带；3.下纵束；4.翼状韧带；5.后纵韧带

旋转运动,旋转范围约为40°。

加强寰枢关节稳定的主要结构有:

齿突尖韧带:呈束状,位于寰椎横韧带的深面,连接齿突尖与枕骨大孔前缘正中处,与寰枕前膜和寰椎十字韧带间均有脂肪组织相隔。在头后伸时紧张,前屈时松弛。

寰椎横韧带和十字韧带:寰椎横韧带宽阔而坚韧,在齿突后方呈弓形横跨寰椎环,附着于寰椎两侧块内侧面的小结节,是寰枢椎稳定的主要韧带,也是枕颈部最强有力的韧带。它将寰椎的环分为两部分:前1/3容纳枢椎齿突并形成寰枢正中关节;后2/3相当于寰椎椎孔,容纳脊髓及其被膜。寰椎横韧带形成齿突周围套管的后壁,使齿突紧贴寰椎前弓的后面,可防止齿突向后移动压迫脊髓,也可防止寰椎过度前移。寰椎横韧带中部上、下缘各发出一束纤维形成上、下纵束,它们与寰椎横韧带共同构成了十字韧带。上纵束较为坚固,止于枕骨,位于齿突尖韧带与覆膜之间。下纵束较弱,止于枢椎椎体。

寰枢副韧带:自寰椎侧块内面斜向内下,止于枢椎椎体后外侧,有限制寰椎过度旋转作用。

翼状韧带:起自齿突尖后外侧,斜向外上,止于枕骨髁内侧面,其主要功能是限制寰枢关节的过度旋转,同时也有防止寰枢关节的侧方半脱位的作用。

覆膜:呈扇形,是一条宽而坚韧的薄膜,可视为后纵韧带向上的延续。起自枢椎椎体后面,在寰枢正中关节后方上行,跨过枕骨大孔并附着于枕骨基底的斜坡,覆盖翼状韧带和寰椎横韧带。覆膜中部前方借疏松结缔组织与十字韧带相隔,两侧与寰枕关节和寰枢外侧关节的关节囊融合,可加强关节的稳定性。

(3)椎体间的连接:椎体间的连结包括前、后纵韧带和椎间盘,详见胸背区。

前纵韧带:位于椎体前方,在颈部较宽,上端附着于枢椎椎体前面和寰椎前结节,继续向上与寰枕前膜相续附着于枕骨大孔。

后纵韧带:位于椎体后方,在颈部也较宽,上端附着于枢椎椎体后面,向上延续为覆膜。

椎间盘:在颈椎之间只有5个椎间盘,第1、2颈椎间缺如。将第7颈椎与第1胸椎间的椎间盘计算在内,颈部共有6个椎间盘。在矢状面上颈间椎间盘前缘较厚，为后缘的2～3倍，以适应颈椎椎体的形状，并维持颈段脊柱的生理性前凸。

　　钩椎关节：仅见于第3～6颈椎，由上位椎体侧方的钩突与相邻上位椎体侧方的斜坡构成，位于椎间盘的外侧和后外侧，表面可有软骨覆盖。一般认为钩椎关节并非典型的滑膜关节，是由于形态适应功能的需要，由直接连结向关节变化发展的结果。钩突与下位椎骨的上关节分别突形成颈椎间孔的前后壁，颈神经根及根动脉由此通过，故钩椎关节过度增生的骨刺，可压迫神经根导致颈椎病的形成（图1-1-16，图1-1-17）。

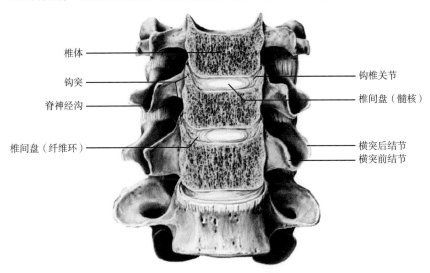

图 1-1-16　**颈椎椎间盘及钩椎关节**

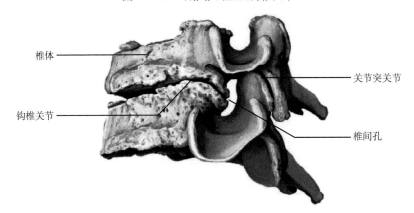

图 1-1-17　**钩椎关节**

（4）椎弓间的连结：颈椎椎弓间的连结与其他部位一样，也包括韧带连结和关节突关节，在胸背区详细介绍。

颈椎椎弓间的韧带连结包括连结于椎板间的黄韧带、连结于横突间的横突间韧带和连结棘突的棘间韧带和项韧带。项韧带是由弹性纤维组织构成的双层肌间隔，常被认为与棘间韧带和棘上韧带同源，但结构不同。项韧带从枕外隆凸和枕骨大孔后缘至颈椎棘突向后扩展呈板状，因第3～5颈椎棘突短小，故而取代骨提供了肌肉的附着部位。

颈椎关节突关节见于第2～7颈椎相邻关节突之间，为滑膜关节。关节面较平坦，覆有一层透明软骨，约呈45°倾斜。

（5）颈椎椎间孔：颈椎椎间孔是由相邻颈椎的椎弓根上、下切迹构成的骨性管道。其前内侧壁为钩突、椎间盘和椎体，后外侧壁为关节突及关节突关节的内侧部，上、下壁分别为相邻椎弓根的下切迹和上切迹。孔内有颈神经根及其被膜、血管和淋巴管通过。关节突关节炎、骨刺形成和椎间盘突出等均可导致椎间孔狭窄而压迫颈神经根。

（6）颈椎椎管：颈椎椎管由各颈椎椎孔借其连结结构相互连接形成。前壁为后纵韧带与各颈椎椎体和椎间盘的后面，后壁为椎板和黄韧带，两侧壁为椎弓根和椎间孔。椎管内有脊髓及其被膜、神经根和血管等。

四、颈胸移行部后部的解剖

颈胸移行部后部为颈部活动区和胸部静态区过渡的区域，两侧为肩胛骨，中间为第7颈椎和第1胸椎，其棘突均较长且向后突出，有重要的肌肉附着，是负重和抬扛重物的负重区。此处皮肤厚韧，是全身皮肤最厚的部位，皮下脂肪较厚，有大量纤维间隔将皮肤与深筋膜连结起来，故皮肤移动性差，这种特性有利于定位及确定皮肤切口。此区的肌肉由浅至深分别是：斜方肌、菱形肌、上后锯肌、夹肌、骶棘肌、横突棘肌群。

位于颈胸移行部后部的第6颈椎棘突多分叉且较第7颈椎棘突明显短小。第7颈椎棘突没有分叉且较长。第1胸椎棘突与第7颈椎形态一致，并没有明显差别。故单以棘突没有分叉作为定位标志会导致错误，应引起临床重视。但第7颈椎没有肋骨相连，横突较小，而第1胸椎横突较为粗大，其外侧可触及与其相连第1肋骨的后部。横突的这一特点可作为它们的区别定位标志。

（鄂占森　周播江）

第二节　项区超声检查方法及声像图特点

受检者俯卧位及侧卧位，借用枕头等物品，尽量使枕部与项部处于同一水平面；将涂有耦合剂的高频超声探头放于项部皮肤，从上到下，从左到右，采用横切、纵切、斜切或冠状切实时扫查，左右双侧对比扫查，并记录实验数据；必要时需要借助项部高频超声检查囊等专利产品及超声宽景成像技术。

1.受检者侧卧位，头稍转向对侧，探头置于乳突下后方呈内上外下方向与水平线夹角约10°斜冠切，显示枕动脉在项部的走行及与头夹肌、头最长肌及头上斜肌之间的解剖关系。枕动脉于项部走行声像图结果显示：自颈外动脉后壁，走行至颞骨乳突内面及后方枕动脉沟内后，其在项部肌间走行有两种情况：一种是枕动脉浅方被头夹肌覆盖，深方为头最长肌（图1-2-1a）；另一种是枕动脉浅方被头最长肌覆盖，深方为头上斜肌（图1-2-1b）。

2.受检者俯卧位，枕头垫于胸前及颈前，头向下低，尽量使枕部与项部处于同一水平，探头置于乳突内侧呈内下外上方向与水平线夹角30°斜切，显示枕动脉枕支及其降支及与头夹肌、头半棘肌之间的解剖

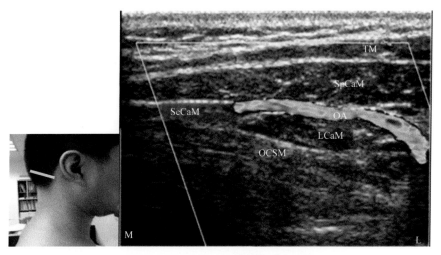

图1-2-1a　枕动脉于项部走行声像图

注：TM.斜方肌；SpCaM.头夹肌；SeCaM.头半棘肌；LCaM.头最长肌；OCSM.头上斜肌；OA.枕动脉；M.内侧；L.外侧

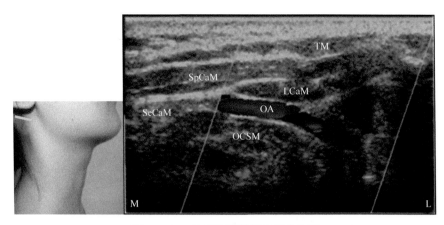

图 1-2-1b　枕动脉于项部走行声像图

注：TM.斜方肌；SpCaM.头夹肌；SeCaM.头半棘肌；LCaM.头最长肌；OCSM.头上斜肌；OA.枕动脉；M.内侧；L.外侧

关系。枕动脉主要分支声像图结果显示：枕动脉被头夹肌或头最长肌覆盖后，走行于头半棘肌表面及头夹肌深面，并在乳突水平内侧分为枕支及降支，枕支继续向后上走行，供应头皮血液，降支最终与颈深动脉相汇合（图 1-2-2）。

3.受检者俯卧位，枕头垫于胸前及颈前，头向下低，尽量使枕部与

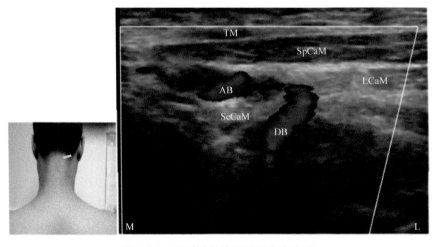

图 1-2-2　枕动脉枕支及其降支声像图

注：TM.斜方肌；SpCaM.头夹肌；SeCaM.头半棘肌；LCaM.头最长肌；AB.枕动脉枕支；DB.枕动脉降支；M.内侧；L.外侧

项部处于同一水平，探头置于乳突外侧呈内上外下方向与垂直线夹角10°斜切，显示枕动脉枕支长轴及与头夹肌、头半棘肌之间解剖关系。枕动脉枕支声像图结果显示：枕动脉枕支为枕动脉终支，该分支发出后，于头夹肌与头半棘肌间继续向上走行，在胸锁乳突肌与斜方肌间筋膜连续而形成的悬吊带处穿出至头皮下，此时将与枕大神经伴行，分布于颅后部区域（图1-2-3）。

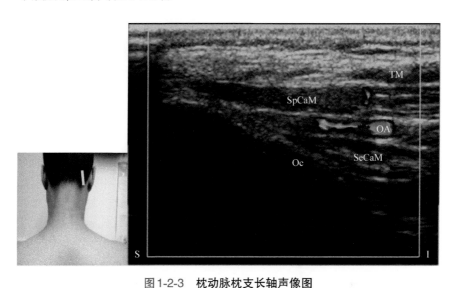

图1-2-3 枕动脉枕支长轴声像图
注：TM.斜方肌；Oc.枕骨；SeCaM.头半棘肌；SpCaM.头夹肌；OA.枕动脉；S.上；I.下

4.受检者俯卧位，枕头垫于胸前及颈前，头向下低，尽量使枕部与项部处于同一水平，探头置于后正中线偏右侧寰枕间隙水平横切，显示构成枕下三角的椎枕肌之间的解剖关系。寰枕间隙水平横切声像图结果显示：位于最表浅为浅筋膜层的斜方肌横断面，其深方为深筋膜层内最表浅、肌腹比较大的为头夹肌的横断面，头夹肌后外侧覆盖头最长肌，头最长肌横断面为面积较小的扁圆形腱性结构；头夹肌后内侧覆盖头半棘肌，头半棘肌为横突棘肌，此肌位于横突及棘突之间，其后方则覆盖枕下三角的部分椎枕肌：内侧界的头后大直肌、头后小直肌，外上界为头上斜肌，以及经过枕下三角的椎动脉（图1-2-4）。

5.受检者俯卧位，枕头垫于胸前及颈前，头向下低，尽量使枕部与项部处于同一水平，探头置于后正中线偏右侧寰枕关节间隙水平略下方横

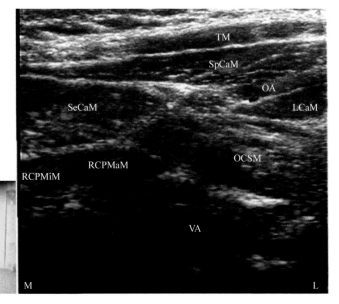

图1-2-4　后正中线偏右侧寰枕间隙水平横断面声像图

注：TM.斜方肌；SpCaM.头夹肌；OA.枕动脉；LCaM.头最长肌；SeCaM.头半棘肌；OCSM.头上斜肌；RCPMaM.头后大直肌；RCPMiM.头后小直肌；VA.椎动脉；M.内侧；L.外侧

切，显示椎枕肌构成的枕下三角内枕下神经与椎动脉之间的解剖关系。枕下神经横断面声像图结果显示：第1颈神经由椎管发出后，分为前支及后支，枕下神经为第1颈神经后支，枕下神经绕过寰枕关节略下方向后外侧走行至椎动脉与寰椎后弓间穿出，行经枕下三角，支配枕下肌，彩色血流信号提示为由头后大直肌、头上斜肌及寰椎后弓围成的枕下三角内的椎动脉，其后下方绿色圆点圈示范围为枕下神经横断面（图1-2-5）。

6.受检者俯卧位，枕头垫于胸前及颈前，头向下低，尽量使枕部与项部处于同一水平，将探头置于寰椎横突水平呈内上外下方向与水平线夹角30°斜切，显示椎动脉穿过寰椎横突孔后与头上斜肌、头最长肌等肌群之间的解剖关系。椎动脉穿过第1颈椎横突后声像图结果显示：椎动脉从第2横突孔到第1横突孔，几乎垂直上行，进入第1横突孔后迅速向内侧转向，水平走行进入第1颈椎后弓的椎动脉沟中，其浅方可见头上斜肌（图1-2-6）。

7.受检者俯卧位，枕头垫于胸前及颈前，头向下低，尽量使枕部与项部处于同一水平，探头置于颈右外侧第4～5颈椎椎间隙水平纵切，

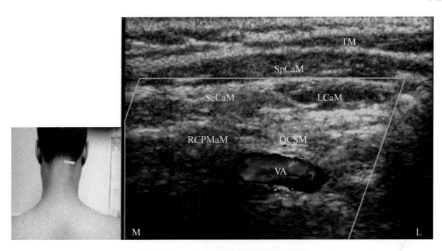

图 1-2-5　枕下神经横断面声像图

注：TM.斜方肌；SpCaM.头夹肌；LCaM.头最长肌；SeCaM.头半棘肌；VA.椎动脉水平段；OCSM.头上斜肌；绿色圆点圈示范围.枕下神经；RCPMaM.头后大直肌；M.内侧；L.外侧

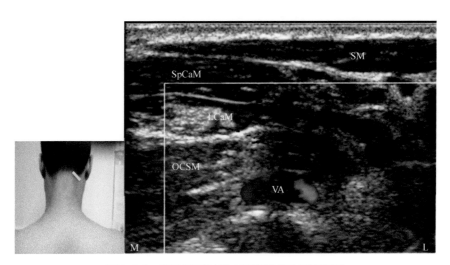

图 1-2-6　椎动脉穿过第 1 颈椎横突孔后声像图

注：SM.胸锁乳突肌；SpCaM.头夹肌；LCaM.头最长肌；OCSM.头上斜肌；VA.椎动脉；M.内；L.外

显示椎间孔段内椎动静脉与其浅方肌群之间的解剖关系。第 4 颈椎~第5 颈椎横突孔内椎动脉声像图结果显示：椎动脉从第 5 横突孔垂直上行至第 4 横突孔，椎动脉及椎静脉相互伴行，椎静脉位于椎动脉浅方，椎静脉浅方可见颈长肌及胸锁乳突肌的纵断面（图 1-2-7）。

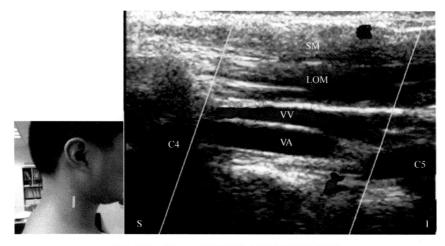

图 1-2-7 C4～C5横突孔内椎动静脉声像图

注：SM.胸锁乳突肌；LOM.颈长肌；VA.椎动脉；VV.椎静脉；C4、C5.第4、5颈椎横突；S.上；I.下。

8.受检者俯卧位，枕头垫于胸前及颈前，头向下低，尽量使枕部与项部处于同一水平，探头置于后正中线偏右侧寰枢间隙水平横切，显示头后大直肌、头下斜肌与其浅方及外侧肌群之间的毗邻及层次关系。寰枢间隙水平横切声像图结果显示：头夹肌后方偏外侧可见一扁圆形结构，为头最长肌横断面，头夹肌后方偏内侧为肌腹较大的头半棘肌的横断面，头半棘肌深面可见内侧的头后大直肌及外侧的头下斜肌（图1-2-8）。

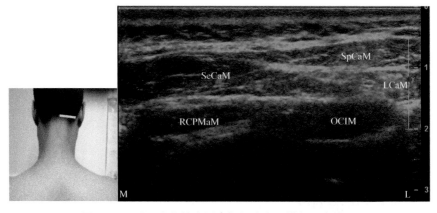

图 1-2-8 后正中线偏右侧寰枢间隙水平横断面声像图

注：SpCaM.头夹肌；SeCaM.头半棘肌；LCaM.头最长肌；RCPMaM.头后大直肌；OCIM.头下斜肌；M.内侧；L.外侧

9.受检者俯卧位，枕头垫于胸前及颈前，头向下低，尽量使枕部与项部处于同一水平，探头置于后正中线偏右侧寰枢间隙水平呈内下外上方向与水平线夹角约10°斜冠切，显示头下斜肌表面枕大神经横断面声像图。枕大神经横断面声像图结果显示：枕大神经是第2颈神经内侧支，神经较粗大，白色箭头所指示处为枕大神经横断面，呈小圆点状低回声，位于头下斜肌表面，其浅方为头半棘肌（图1-2-9）。

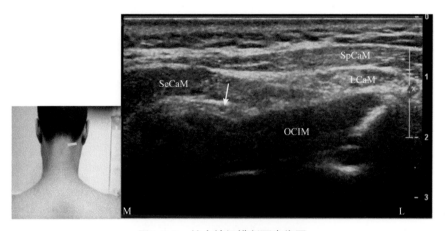

图1-2-9　枕大神经横断面声像图

注：SpCaM.头夹肌；LCaM.头最长肌；SeCaM.头半棘肌；OCIM.头下斜肌；白色箭头.枕大神经；M.内侧；L.外侧

10.受检者俯卧位，枕头垫于胸前及颈前，头向下低，尽量使枕部与项部处于同一水平，在上述断面的基础上探头顺时针旋转90°纵切，显示枕大神经长轴切面。枕大神经长轴声像图结果显示：枕大神经出椎管后呈弧形绕过头下斜肌下缘，向内上走行，行经头后大直肌及头下斜肌浅方。白色箭头所指示范围为枕大神经长轴呈条状低回声，神经外膜为略强回声，位于头后大直肌及头下斜肌表面，其浅方为头半棘肌（图1-2-10）。

11.受检者俯卧位，枕头垫于胸前及颈前，头向下低，尽量使枕部与项部处于同一水平，探头置于后正中线偏右侧寰枢关节水平、探头与垂直线夹角约10°斜冠切，显示枕大神经入头半棘肌点处声像图。枕大神经入头半棘肌点处声像图结果显示：枕大神经走行于头后大直肌与头半棘肌间后穿过头半棘肌继续向外上走行，绿色箭头所示处提示枕大神经入头半棘肌点处的声像图，可见枕大神经浅方为头半棘肌横断面，深方为头后大直肌及头下斜肌的横断面（图1-2-11）。

12.受检者俯卧位，枕头垫于胸前及颈前，头向下低，尽量使枕部与项部处于同一水平，将探头置于乳突水平，斜方肌与胸锁乳突肌之间横切，显示悬吊带内枕大神经横切声像图。枕大神经出悬吊带处声像图结果显示：枕大神经穿出头半棘肌及在枕部附着的斜方肌与胸锁乳突肌

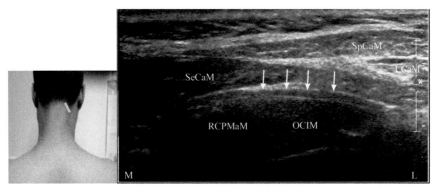

图1-2-10 枕大神经长轴声像图

注：SpCaM.头夹肌；SeCaM.头半棘肌；LCaM.头最长肌；OCIM.头下斜肌；RCPMaM.头后大直肌；白色箭头.枕大神经；M.内侧；L.外侧

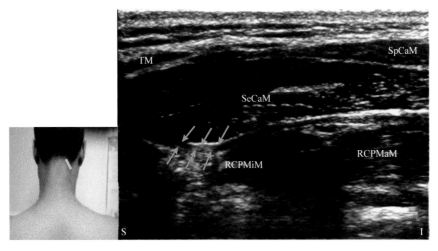

图1-2-11 枕大神经入头半棘肌点处声像图

注：TM.斜方肌；SpCaM.头夹肌；SeCaM .头半棘肌；RCPMiM.头后小直肌；RCPMaM.头后大直肌；绿色箭头.枕大神经入肌点段；S.上；I.下

筋膜连续而形成的悬吊带，浅入皮下，分布于枕部，绿色箭头所指示处为枕大神经横断面，呈小圆点状低回声，两侧分别约胸锁乳突肌及斜方肌，深方为头半棘肌（图1-2-12）。

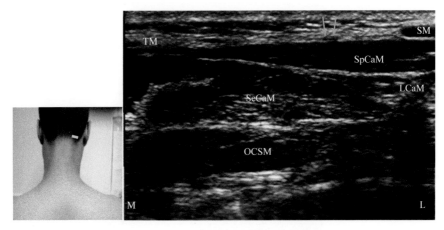

图1-2-12 枕大神经出悬吊带处声像图

注：TM.斜方肌；SM.胸锁乳突肌；SpCaM.头夹肌；LCaM.头最长肌；SeCaM.头半棘肌；OCSM.头上斜肌；绿色箭头.枕大神经；M.内；L.外

13.受检者俯卧位，枕头垫于胸前及颈前，头向下低，尽量使枕部与项部处于同一水平，探头位于颈外侧第3、4颈椎横突水平纵切、探头略向后矢状切，显示第3、4颈神经根声像图。第3、4颈神经根声像图结果显示：第3颈椎横突上方可见由椎管发出的第3颈神经根，第4颈椎横图上方可见由椎管发出的第4颈神经根，神经根成条状低回声，横突成弧形强回声后半声影，其浅方可见颈长肌及胸锁乳突肌（图1-2-13）。

14.受检者俯卧位，枕头垫于胸前及颈前，头向下低，尽量使枕部与项部处于同一水平，探头置于后正中线偏右侧第5颈椎棘突水平横切，显示颈深动脉横断面声像图及与周围肌群之间的解剖关系。第5颈椎棘突水平颈深动脉横断面声像图结果显示：第5颈椎棘突水平的颈深动脉位于头半棘肌深方，位于颈半棘肌、多裂肌及回旋肌的外侧，绿色箭头所指示处为颈深动脉横断面呈圆点状无回声（图1-2-14）。

15.受检者俯卧位，枕头垫于胸前及颈前，头向下低，尽量使枕部与项部处于同一水平，在上述断面的基础上探头顺时针旋转90°纵切，

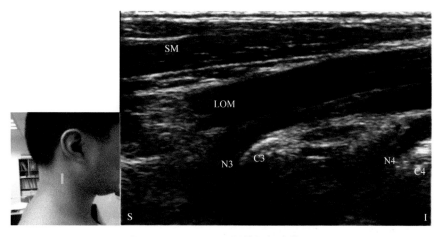

图1-2-13　C3、C4颈神经根声像图

注：SM.胸锁乳突肌；LOM.颈长肌；N3、N4.第3、4颈神经根；C3、C4.第3、4颈椎横突；S.上；I.下

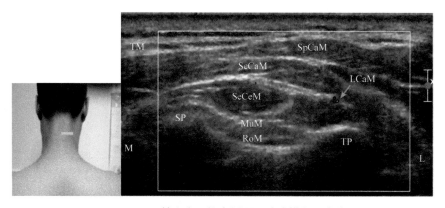

图1-2-14　C5棘突水平偏右侧颈深动脉横断面声像图

注：TM.斜方肌；SpCaM.头夹肌；SeCaM.头半棘肌；SeCeM.颈半棘肌；MuM.多裂肌；RoM.回旋肌；LCaM.头最长肌；绿色箭头.颈深动脉；M.内侧；L.外侧；TP.横突；SP.棘突

显示颈深动脉长轴与周围肌群间层次关系。第5颈椎棘突水平颈深动脉长轴声像图结果显示：颈深动脉在头半棘肌与颈半棘肌之间外侧稍向上走行，最终与枕动脉降支汇合，彩色血流信号提示颈深动脉纵切面，其浅方依次为头半棘肌、头夹肌、斜方肌，其深方依次为颈半棘肌、多裂肌、回旋肌（图1-2-15）。

16.受检者俯卧位，枕头垫于胸前及颈前，头向下低，尽量使枕部与项部处于同一水平，探头置于第5颈椎棘突水平横切，声束垂直于项

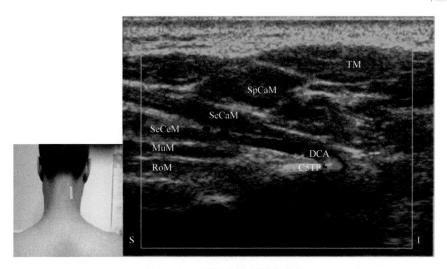

图1-2-15　颈深动脉长轴声像图

注：TM.斜方肌；SpCaM.头夹肌；SeCaM.头半棘肌；DCA.颈深动脉；SeCeM.颈半棘肌；MuM.多裂肌；RoM.回旋肌；C5TP.第5颈椎横突；S.上；I.下

部水平面，自左侧胸锁乳突肌至后正中线再至右侧胸锁乳突肌均匀滑动，完成宽景成像，显示第5颈椎棘突水平项部各肌群之间的解剖关系。第5颈椎棘突水平宽景成像声像图结果显示：颈椎两旁肌肉左右对称，斜方肌最浅最薄，头夹肌覆盖面积比较大，其深面的横突棘肌依次为头半棘肌、颈半棘肌、多裂肌、回旋肌，并可见与头半棘肌同一水平面偏外侧呈扁圆形结构的头最长肌横断面（图1-2-16）。

　　17.受检者俯卧位，枕头垫于胸前及颈前，头向下低，尽量使枕部与项部处于同一水平，探头置于第6颈椎棘突水平偏右侧横切，显示头最长肌、颈最长肌与各肌群间的解剖关系（图1-2-17）。第6颈椎棘突水平偏右侧横切声像图结果显示：浅筋膜层为斜方肌；深筋膜层内的横突棘肌系统由浅到深依次为头半棘肌、颈半棘肌、多裂肌、回旋肌，夹板肌系统由浅到深依次为头夹肌、头最长肌、颈最长肌（图1-2-17）。

　　18.受检者侧卧位，头稍转向对侧，探头置于第7颈椎棘突水平偏右侧横切，显示肩胛提肌与项部肌群的解剖关系。第7颈椎棘突水平偏右侧横切声像图结果显示：最表层为斜方肌，斜方肌后方可见体积细薄的上后锯肌，上后锯肌深方为头夹肌及颈夹肌，以及横突外侧的头最长肌、颈最长肌、颈髂肋肌及肩胛提肌（图1-2-18）。

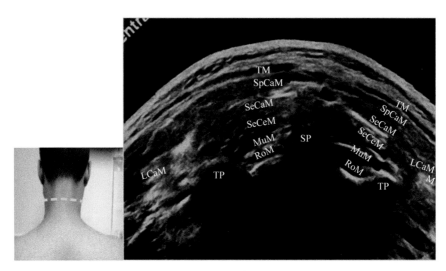

图1-2-16　C5水平横切宽景成像

注：TM.斜方肌；SpCaM.头夹肌；SeCaM.头半棘肌；SeCeM.颈半棘肌；LCaM.头最长肌；MuM.多裂肌；RoM.回旋肌；SP. C5棘突；TP. C5横突

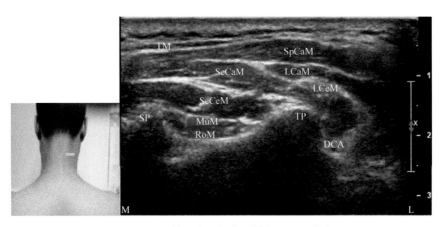

图1-2-17　C6棘突水平偏右侧横断面显示声像图

注：TM.斜方肌；SpCaM.头夹肌；SeCaM.头半棘肌；SeCeM.颈半棘肌；MuM.多裂肌；RoM.回旋肌；LCaM.头最长肌；LCeM.颈最长肌；SP.C6棘突；TP.C6横突；DCA.颈深动脉；M.内侧；L.外侧

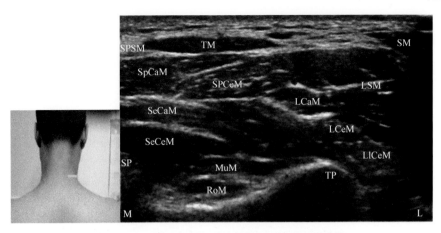

图1-2-18 探头置于C7水平偏右侧横断面声像图

注：TM.斜方肌；SM.胸锁乳突肌；SpCaM.头夹肌；SPSM.上后锯肌；SpCeM.颈夹肌；SeCaM.头半棘肌；SeCeM.颈半棘肌；MuM.多裂肌；RoM.回旋肌；LSM.肩胛提肌；LCaM.头最长肌；LCeM.颈最长肌；LlCeM.颈髂肋肌；SP.C7棘突；TP.C7横突；M.内侧；L.外侧

19.受检者侧卧位，头稍转向对侧，探头置于斜方肌前缘中下1/3交界处横切，原地轻微调整探头方向，显示肩胛提肌表面副神经横断面声像图。副神经横断面声像图结果显示：斜方肌外侧缘深方为肩胛提肌横断面，肩胛提肌深方由前到后依次为中斜角肌、后斜角肌、颈夹肌，副神经横断面为小圆点状低回声，位于肩胛提肌表面（图1-2-19）。

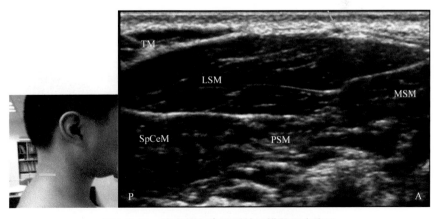

图1-2-19 肩胛提肌表面副神经横断面声像图

注：TM.斜方肌；LSM.肩胛提肌；MSM.中斜角肌；PSM.后斜角肌；SpCeM.颈夹肌；绿色箭头.副神经；P.后；A.前

20.受检者侧卧位，头稍转向对侧，在上述断面的基础上探头顺时针旋转90°纵切，显示肩胛提肌表面的副神经长轴声像图。副神经长轴声像图结果显示：副神经呈条状低回声，走行于肩胛提肌表面及斜方肌深方（图1-2-20）。

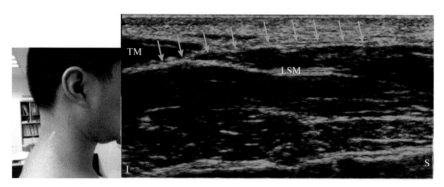

图1-2-20   副神经长轴声像图

注：TM.斜方肌；LSM.肩胛提肌；绿色箭头.副神经；S.上；I.下

21.受检者侧卧位，头稍转向对侧，探头置于斜方肌中段前缘呈内下外上方向与水平线夹角约40°斜冠切，分别显示肩胛提肌浅方及深方的颈横动脉背段分支声像图。颈横动脉背段分支声像图结果显示：颈横动脉走行至斜方肌前缘发出分深、浅两支夹肩胛提肌，红色箭头所指示处为浅支位于肩胛提肌表面，绿色箭头所指示处为深支位于肩胛提肌深方（图1-2-21）。

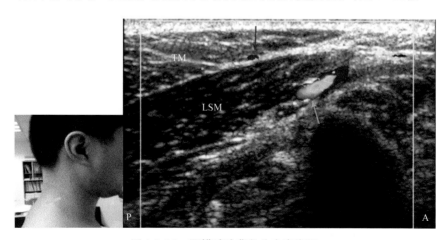

图1-2-21   颈横动脉背段分支声像图

注：TM.斜方肌；LSM.肩胛提肌；绿色箭头.颈横动脉深支；红色箭头.颈横动脉浅支；P.后；A.前

22.受检者侧卧位，头稍转向对侧，探头置于斜方肌中段前缘呈内下外上方向与水平夹角约60°斜切，显示肩胛背神经伴行肩胛背动脉声像图。肩胛背神经伴行肩胛背动脉声像图结果显示：肩胛背神经起自于第4、5或第6颈神经，跨中斜角肌表面或穿中斜角肌后向后下方走行，并与颈横动脉的深支即肩胛背动脉伴行，其浅方为肩胛提肌（图1-2-22）。

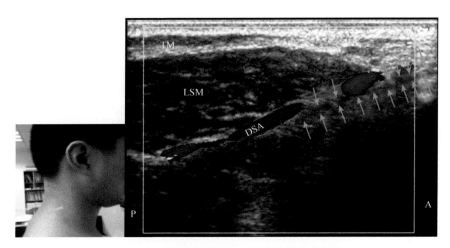

图1-2-22 肩胛背神经伴行肩胛背动脉声像图

注：TM.斜方肌；LSM.肩胛提肌；DSA.肩胛背动脉；绿色箭头.肩胛背神经；P.后；A.前

23.受检者侧卧位，头稍转向对侧，探头置于胸锁乳突肌中点略上方横切，显示胸锁乳突肌表面耳大神经横断面声像图。耳大神经横断面声像图结果显示：耳大神经位置表浅，位于胸锁乳突肌表面，其横断面呈小圆点样低回声，胸锁乳突肌后方由前到后依次为前、中斜角肌（图1-2-23）。

24.受检者侧卧位，头稍转向对侧，在上述断面的基础上探头逆时针旋转90°纵切，显示耳大神经长轴声像图。耳大神经纵断面声像图结果显示：耳大神经起自于胸锁乳突肌后方的颈丛，由颈丛发出后绕过胸锁乳突肌后缘，沿后上方向走行于胸锁乳突肌表面，绿色箭头所指示范围为耳大神经长轴，呈条状低回声，神经外膜呈略高回声，白色圆点所圈示范围为颈丛区域，其后方为中斜角肌（图1-2-24）。

25.受检者俯卧位，枕头垫于胸前及颈前，头向下低，尽量使枕部与项部处于同一水平，从枕骨下项线沿棘突连线的后正中线纵切依次缓

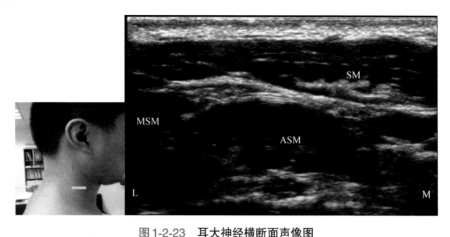

图1-2-23　耳大神经横断面声像图

注：SM.胸锁乳突肌；ASM.前斜角肌；MSM.中斜角肌；绿色箭头.耳大神经；L.外侧；M.内侧

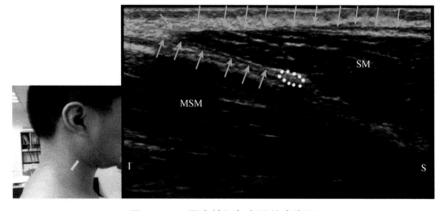

图1-2-24　耳大神经起自颈丛声像图

注：SM.胸锁乳突肌；MSM.中斜角肌；绿色箭头.耳大神经；白色圆点圈示范围.颈丛；I.下；S.上

慢向下滑动，完成宽景成像，显示项韧带纵切面声像图。项韧带纵切面声像图结果显示：项韧带附着于寰椎后结节至各个棘突的尖部，斜方肌、棘肌等肌纤维外膜附着于其上，是项部两旁肌外膜相连续处的致密弹性纤维隔，其走行于棘突浅方及棘突间，呈条带状略低回声（图1-2-25）。

26.受检查者俯卧位，枕头垫于胸前及颈前，头向下低，尽量使枕部与项部处于同一水平，探头中点位于第4颈椎棘突水平横切，显示项韧带横断面声像图。项韧带横切面声像图结果显示：项韧带类似于肌间

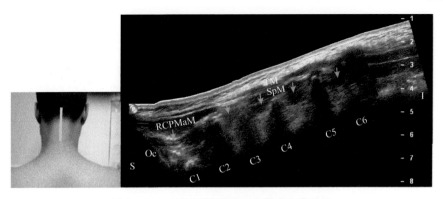

图1-2-25 棘突连线纵切面宽景成像声像图

注：Oc.枕骨；TM.斜方肌；RCPMaM.头后直肌；SpM.棘肌；C1～6.第1～6颈椎；绿色箭头指示.项韧带；S.上；I.下

隔，把项部两侧肌肉分隔开来，其纤维来自于两侧的斜方肌、头夹肌、头半棘肌等在棘突浅方进行交叉而构成的结缔组织，绿色箭头所指示范围为项韧带横切面，并可见项韧带起源的颈椎两旁肌肉（图1-2-26）。

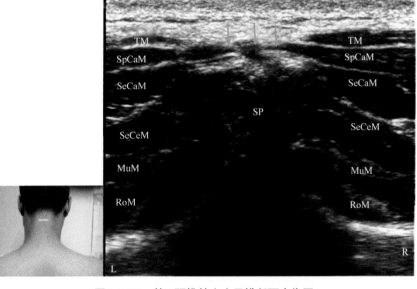

图1-2-26 第4颈椎棘突水平横断面声像图

注：TM.斜方肌；SpCaM.头夹肌；SeCaM.头半棘肌；SeCeM.颈半棘肌；MuM.多裂肌；RoM.回旋肌；SP.C5棘突；绿色箭头指示处.项韧带横切面；L.左；R.右

27.受检者俯卧位，枕头垫于胸前及颈前，头向下低，尽量使枕部与项部处于同一水平，探头位于第5颈椎棘突水平横切，从左侧胸锁乳突肌至右侧胸锁乳突肌均匀滑动，完成宽景成像，显示项部深筋膜深层及浅层声像图。项部深筋膜深层及浅层声像图结果显示：绿色圆点圈示范围为项部深筋膜浅层，并可见斜方肌位于深筋膜浅层内，红色圆点圈示范围为深筋膜深层，项部深筋膜深层内为横突棘肌（包括头半棘肌、颈半棘肌、多裂肌、回旋肌等）及夹板肌（包括头夹肌、头最长肌、颈最长肌等）（图1-2-27）。

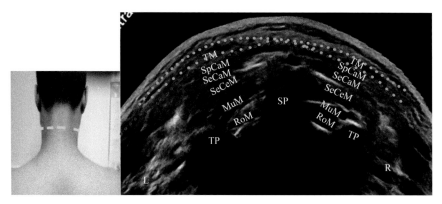

图1-2-27　项部深筋膜深层及浅层声像图

注：TM.斜方肌；SpCaM.头夹肌；SeCaM.头半棘肌；SeCeM.颈半棘肌；MuM.多裂肌；RoM.回旋肌；SP. C5棘突；TP. C5横突；绿色圆点圈示范围.深筋膜浅层；红色圆点圈示范围.深筋膜深层

（施晓琳　陈　峥　鄂占森）

第三节　高频超声在诊断项部肌肉骨骼系统疾病中的应用进展

随着高频超声诊疗设备的日益发展，其在肌肉骨骼系统相关疾病诊断中的应用已经成为超声界的热点。传统的检查方法多为 X 线、CT 及磁共振成像。X 线主要针对骨骼病变，对软组织病变缺乏灵敏性；CT 可以显示骨骼及软组织结构，但由于是断层显像，难以明晰软组织之间的空间结构关系；高频超声能够清晰显示肌肉、肌腱、韧带、血管等走行变化及空间关系；磁共振成像可以识别骨骼及软组织的损伤，是目前对诊断肌肉骨骼系统病变的首选方法，但其检查费用高，而相对于磁共振成像，超声检查具有经济、便捷、无射线损害、可重复及实时动态观察等独特的优点。近年来，宽景超声成像在肌肉骨骼系统的广泛应用，充分地显示了高频超声的优势，受到相关临床专家的欢迎及肯定。

一、肿瘤及肿瘤样病变

1.血管瘤　血管瘤起源于血管内皮细胞，全身皆可发生，多见于浅表软组织，头颈部常见。项部血管瘤可发生于项部的皮下、肌内及肌间，病理分型为毛细血管瘤、蔓状血管瘤及海绵状血管瘤等。陈蓓蕾报道，血管瘤声像图表现为形态不规则，内部无回声暗区，分界清晰，包膜完整，内部可见网状分隔及强回声光团（血栓钙化后形成的静脉石）。彩色多普勒血流图显示丰富的点状、短条状血流信号；探头加压，瘤体具有可压缩性；加压时，瘤体内可见蓝色血流信号；减压时，瘤体内可见红色血流信号。频谱多普勒证实为静脉频谱或动静脉频谱。

2.脂肪瘤　脂肪瘤是一种脂肪代谢障碍引起的脂肪组织弥漫性、对称性，沉积于颈肩部皮下浅筋膜间隙和（或）深筋膜间隙的良性疾病。有文献报道，发生于项部脂肪瘤的超声声像图表现为椭圆形，内部多为略高回声区，并可见数条强回声光带，而对于脂肪瘤的边界则不清晰。

3.淋巴瘤　项部的恶性淋巴瘤在临床上较常见，病变形态多样，超声声像图表现为圆形、椭圆形、分叶形或不规则形，内部多为低回声，少见钙化及液化，后方回声常增强，边界清晰或不清，血供多较丰富，伴或不伴周围淋巴结大。

4.神经源性肿瘤　神经鞘瘤是周围神经最常见的肿瘤之一，常见于颈部、四肢、躯干等浅表部位。利用二维超声先观察瘤体大小、形态、内部回声及肿块周围是否与神经相连。然后利用彩色多普勒扫查肿块周边及内部的血流信号。同时根据临床症状，判断其神经来源。发生于项部的神经源性肿瘤少见，有文献报道过颈髓节段脊神经后支的恶性神经鞘瘤（项部蝾螈瘤），该类神经较细小，多分布于深层肌肉及皮肤，主要支配分布区感觉及运动功能。彩色多普勒显示为椭圆形、圆形或梭形，内部为低回声或混合回声，边界清晰，有稍高回声包膜，在肿瘤与神经相连端可表现为细尾状低回声，典型者呈"鼠尾征"；瘤体内或周边显示少许血流信号。

5. 其他　除上述肿瘤外，还有发生在项部的肌源性肿瘤，如平滑肌瘤、肌纤维瘤、横纹肌肉瘤等；发生筋膜内的结节性筋膜炎；发生于表皮内的表皮样囊肿等。对这些病变高频超声能够准确定位，检出率高，结合宽景成像能够明晰病变与周围骨骼、神经、血管的关系，为其临床手术切除提供指导。

二、损伤及炎症等

1. 异物损伤　超声不仅能诊断普通放射线下能显像的阳性异物，而且能够诊断普通放射线可穿透的阴性异物。因此，彩色多普勒超声对于项部软组织异物有极高的检出率，可显示异物的位置、形态、深度、范围及周围软组织损伤程度，并可以利用超声引导下取出异物。常见的异物有玻璃、金属、木柴、塑料4种。玻璃异物超声表现为斑点状、条索状强回声，后方声影不明显，部分后方伴声尾；塑料异物超声表现为条索状偏强回声，后方伴淡声影；项部常见的异物多为金属异物，超声表现为斑点或斑片状强回声，后方伴声尾或声影；木柴异物超声表现为细条状强回声，后方不伴声影及声尾。异物周边软组织往往会有炎症改变，表现为不规则无回声区或低回声区。

2. 肌肉损伤　项部肌肉损伤多由外伤及拉伤引起，超声检查结果按肌肉损伤程度分为单纯肌肉挫伤、单纯肌间血肿及肌内血肿。单纯肌肉挫伤超声仅表现为局部肌纹理回声增高或减低。单纯肌间血肿超声主要表现为肌之间长条状液性暗区，肌肉纹理尚清晰连续。肌内血肿超声主要表现为肌肉局部或完全连续性中断，梭形或不规则形低回声区，肌肉断端回缩增粗较显著。高频超声不仅可以直观地观察肌肉损伤部位、大小、形态、边界及与周边软组织关系等，还可以根据其内部回声的强弱程度判断其是新鲜血肿还是陈旧性血肿，新鲜血肿回声偏低，陈旧性血肿回声增强。因此，肌肉损伤的超声影像为指导临床医师制订治疗方案及追踪观察诊疗结果提供了方便。

3. 神经损伤　临床常见的神经损伤为神经断裂和神经卡压，神经断裂可分为部分断裂及完全断裂，神经卡压可引起神经功能的丧失，大多可逆。完全性断裂超声表现为神经的线样强回声连续性中断，断端回缩呈梭形增粗。神经部分断裂超声表现为神经部分连续，可见部分正常神经结构，受损区内回声模糊，层次结构紊乱。项部常见的为神经卡压为枕大神经卡压，是枕大神经及其伴行血管被卡压所致其分布区疼痛和感觉异常，表现为枕项部和颅顶后疼痛、酸胀、麻木，或伴有头颈部活动受限、头晕、乏力等综合征。超声表现为正常神经束长轴显示为平行线状回声，短轴呈筛网状高回声。受卡压侧神经纤维较健侧肿胀增粗、回声减低，内部结构模糊。因此，高频超声可以明确神经受卡压的部位和原因，对指导治疗、估计预后有重要价值。

4.血管损伤 血管损伤包括血管断裂、血管挫伤、血管痉挛、血管受压，其中血管断裂中常见的是假性动脉瘤及动静脉瘘。Pero 等认为，高频超声在诊断假性动脉瘤中具有重要的价值。彩色多普勒显示，红蓝相间的涡流血流信号与相邻动脉相通，脉冲多普勒在破口处探及"双向双期"血流频谱，动静脉瘘则表现为高速双期血流信号，其内可见动静脉血流信号。长时间血管损伤会引起血栓，颈静脉血栓在超声下表现为静脉增宽，内部被暗淡光团充填，多呈低回声，也可为中等回声或略强回声，探头加压后管径无变化，彩色多普勒血流图显示未见明显血流信号。慢性期血栓机化后可以再通，管腔变细，但不能完全压瘪，残留血栓回声增强，彩色多普勒血流图可见少许血流信号，频谱多普勒显示频谱失去了随呼吸和心动周期而变化的规律。

5.韧带损伤 项部常见的韧带损伤为项韧带钙化，多为长期低头工作者的积累性劳损或外伤等原因所引起，该病变以往多用 X 线检查，超声检查中少见报道。在各类解剖著作及文献中，人类项韧带的解剖结构基本是定论的结构。其中已有文献提出在颈椎的不同平面，项韧带的浅层、背侧部和腹侧部分别由斜方肌、头夹肌、小（大）菱形肌和上后锯肌的腱膜纤维组成的一个整体，且绝大部分纤维走向为横行。这为高频超声扫查项韧带奠定了理论基础，也为超声在项韧带疾病中的诊断起到指导作用。

6.炎症性病变 项部淋巴结结核系结核菌于颈部淋巴结核处感染的特异性炎症，超声表现病灶数目多，常呈串珠状排列，或融合成团块状，好发于颈中组，结节内为低回声且回声欠均匀。皮质与髓质结构不清，边界欠清晰，其内可见暗区或弱回声斑块。彩色多普勒显示淋巴门样血流消失，周边血流比正常增多。超声可作为该疾病的首选检查方法。

7.肌肉炎症　项部肌群发生炎症常会引起肌源性颈椎病，是指各种原因导致项部肌肉病变，局部产生炎性因子，或者肌肉本身紧张或松弛，使颈椎生理曲度变直、反弓、椎体旋转，刺激血管、神经等而产生的综合征，对肌源性颈椎病的超声诊断少有报道。慢性肌肉炎症主要为肌萎缩，彩色多普勒显示肌肉萎缩几个较典型的特征：肌群体积明显缩小、肌肉组织内肌丝回声增强、肌束膜和肌内结缔组织网格样回声断续或消失。

三、结语

高频超声能够清晰地显示项部肌肉、神经、血管、韧带、筋膜等结构，与传统的 X 线、CT 和磁共振成像相比，其在项部肌肉骨骼系统疾病诊断中具有独特的优势，可以为临床医师明确病情，观察疾病变化，能够更科学地指导临床进行有效的治疗和康复。目前，国内外对项部的超声扫查方法未见明确及系统的规范性文本，对项部肌肉、神经等疾病的定位、定性也是在不断探索阶段。因此，随着超声设备的不断改进、肌肉骨骼系统超声诊断技术的不断提高，高频超声在项部肌肉骨骼系统疾病将会得到更广泛的应用。

〔施晓琳　陈　峥　陈　敏　姜　辉（综述）　潘　敏　鄂占森（审校）〕

主要参考文献

［1］陈峥，柳展梅，吕海霞，等.高频超声在颈部肌肉骨骼系统疾病中的应用［J］.医学综述，2012，18（2）：278-281.

［2］Buckmiller LM，Richter GT，Suen JY.Diagnosis and managementof hemangiomas and vascular malformations of the head and neck［J］.Oral Dis，2010，16（5）：405-418.

［3］陈蓓蕾.颈部先天性囊性病变的超声诊断［J］.浙江实用医学，2007，12（4）：275-276.

［4］刘沁，王荞，全学模.超声对颈部血管源性包块的诊断价值［J］.广东医学，2012，33（1）：143-145.

［5］Gardikis S，Kambouri K，Tsalkidis A，et al.Lipoblastoma on the posterior side of the neck［J］.Turk J Pediatr，2009，51（3）：287-289.

［6］Inampudi P，Jacobson JA，Fessell DP，et al. Soft-tissue lipomas：accuracy of sonography in diagnosis with pathologic correlation［J］.Radiology，2004，233（3）：763-767.

［7］詹维伟，宋琳琳.超声在浅表器官结外淋巴瘤诊断中的应用价值［J］.诊断学理论与实践，2012，11（2）：100-104.

［8］吴宣萱，张博，徐宝峰，等.项部蝾螈瘤1例报告［J］.吉林大学学报：医学版，2012，38（2）：345.

［9］张新源，张文生.浅表神经鞘瘤超声表现分析［J］.临床超声医学杂志，2012，14（9）：140-141.

［10］富强.有关软组织异物的诊断探讨［J］.中外医疗，2012，31（10）：80.

［11］徐秋栋，邵力飞.高频超声诊断浅表软组织内异物的价值［J］.中华医学实践杂志，2009，8（6）：48-50.

［12］张文云，李莉，李志，等.软组织异物的超声诊断价值［J］.中华超声影像学杂志，2002，11（9）：573-574.

［13］陈丹，梁峭嵘.超声检查在肌肉损伤中的应用价值［J］.基层医学论坛，2011，15（10）：336-337.

［14］刘婷，胡荣亮，林乐泓，等.针刀治疗枕大神经卡压性头痛的疗效观察［J］.中国实用医药，2012，7（3）：101-102.

［15］Pero T，Herrick J.Pseudoaneurysm of the radial artery diagnosed by bedside ultrasound［J］.West J Emerg Med，2009，10（2）：89-91.

［16］Adams CP，Taybr DS.The utility of ultrasound in a case of femoral artery pseudoaneurysm and femoral arteriovenous fistula［J］.JEmerg Med，2002，22（3）：291-292.

［17］Serinken M，Karcioglu O，Korkmaz A.Spontaneous internal jugular vein thrombosis：a case report［J］.Kaohsiung J Med Sci，2010，26（12）：679-681.

［18］郑敏.超声诊断颈静脉血栓形成3例［J］.中国医学影像技术，2008，24（12）：1874.

［19］罗杰，魏戍，李家金.项韧带钙化的临床意义及其生物力学探讨［J］.中国骨伤，2010，23（4）：305-307.

［20］蒋爱民，杨晨明，于胜波，等.人类项韧带的精细解剖结构［J］.中国组织工程研究与临床康复，2007，11（10）：1887-1891.

［21］张建芬，陈晓丽.颈部淋巴结结核的超声表现［J］.临床肺科杂志，2011，16（3）：481-482.

［22］张清，朱凤琴.颈部淋巴结结核超声表现1例［J］.中国医学装备，2012，9（3）：70-71.

［23］程少丹，杨豪，郑福增，等.关于"肌源性颈椎病期"的讨论［J］.中国中医骨伤科杂志，2008，16（5）：67-69.

［24］傅晓红，刘淼，沈燕，等.灰阶超声和超声弹性成像对比及联合诊断多发性肌炎、皮肌炎的探索［J］.中国临床医学影像杂志，2011，22（7）：518-520.

第2章

胸背部高频超声检查及临床应用

第一节　胸背区解剖导读

一、境界和分区

胸背区位于脊柱区的中上部，其上界为第7颈椎棘突至两侧肩峰的连线。下界为第12胸椎棘突、第12肋下缘至第11肋前份的连线。

胸背区由浅入深有皮肤、浅筋膜、深筋膜、肌层、血管神经等软组织和脊柱、椎管及其内容物等结构。

二、浅层结构

（一）皮肤

胸背区皮肤厚而致密，移动性小，有丰富毛囊和皮脂腺。

（二）浅筋膜

浅筋膜致密而厚实，含有较多脂肪，并有许多结缔组织纤维束与深筋膜相连。浅筋膜内有浅血管和皮神经走行。

1.胸背区的皮神经　　胸背区的皮神经主要为胸神经后支的皮支（详见胸背区深层的神经），在棘突两侧浅出，上部皮神经几乎呈水平向外侧走行，下部皮神经略斜向外下分布于胸背区的皮肤。第12胸神经后支的分支可分布至臀区（图2-1-1）。

2.胸背区的浅血管　　胸背区的浅动脉来自肋间后动脉、肩胛背动脉和胸背动脉的分支。浅静脉随相应的伴行静脉引流。

三、深层结构

（一）胸背区的深筋膜

胸背区的深筋膜相对较薄弱，包被胸背区的肌，并将其分隔。向内

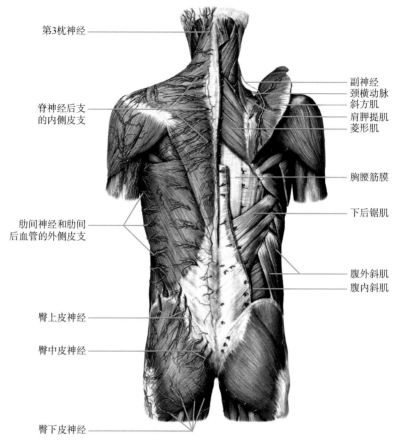

第3枕神经

脊神经后支
的内侧皮支

肋间神经和肋间
后血管的外侧皮支

臀上皮神经

臀中皮神经

臀下皮神经

副神经
颈横动脉
斜方肌
肩胛提肌
菱形肌

胸腰筋膜

下后锯肌

腹外斜肌
腹内斜肌

图2-1-1　背部浅层肌、神经及血管

附着于棘突，向外到达肋角处。

（二）胸背区的肌

胸背区的肌分浅、中、深三层。浅层肌群和中间层肌群为非背部固有肌（图2-1-2），深层肌群为背部固有肌（表2-1-1，图2-1-3，图2-1-4）。

1. 浅层肌　主要包括斜方肌和背阔肌（图2-1-2），两者均属扁肌。斜方肌呈三角形，位于项区和胸背区上部，起自上项线、枕外隆凸、项韧带、第7颈椎棘突、全部胸椎棘突和棘上韧带，止于肩胛冈、肩峰和锁骨外侧1/3段。背阔肌位于背的下半部和胸部的后外侧，是全身最大的扁肌，起自下6个胸椎棘突、全部腰椎棘突、骶正中嵴和髂嵴后部，止于肱骨小结节嵴。此两肌主要运动上肢带骨和肱骨。

2. *中层肌*　主要包括菱形肌和上、下后锯肌。菱形肌位于斜方肌的深面，为菱形的扁肌。起自项韧带下部、第7颈椎棘突和上位4～5个胸椎棘突，肌束行向外下，止于肩胛骨内侧缘，受肩背神经支配。该肌上部肌束起自第7颈椎和第1胸椎棘突，为小菱形肌，其下部肌束自第2～5胸椎棘突，为大菱形肌。大、小菱形肌间常以薄层结缔组织分隔，偶尔两部分重叠融合为一体，其作用是使肩胛骨向脊柱靠拢并稍向上。上后锯肌起自项韧带下部、第7颈椎棘突和上位3个胸椎棘突，肌束行向外下，止于第2～4肋骨，受第2～5肋间神经支配，主要功能是提肋。下后锯肌起自第11胸椎至第2腰椎的棘突，肌束行向上外，止于第8～12肋的肋角处附近，受第9～12肋间神经支配，主要功能是降肋（图2-1-2）。

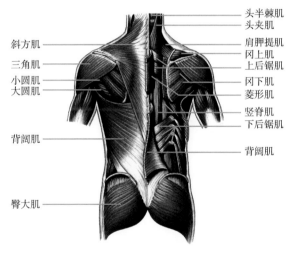

图2-1-2　背部浅层肌

3. *深层肌*　背部深肌或脊柱固有肌，由一群相互分离、长短不一、相互重叠的肌组成。位于椎骨棘突两侧，具有广泛的起点和止点，从骶骨延伸到颅底，均受脊神经后支的支配，总的作用是使脊柱后伸、回旋和侧屈。胸背区的深层肌主要包括竖脊肌、横突棘肌群及棘间肌、横突间肌和肋提肌等深层辅助肌。

竖脊肌（骶棘肌）位于斜方肌和背阔肌的深面，脊柱两侧的沟内。

以较宽的肌腱或腱膜起自骶骨的后面、髂嵴的后部、腰骶韧带，以及骶部和腰下部的棘突。肌束向外上可分成三部分：外侧部为髂肋肌，中间部为最长肌，内侧部为棘肌，分别止于肋骨（肋角和肋结节之间）、横突和棘突，最长肌向上还止于颞骨的乳突。竖脊肌是一块复杂的肌，其中髂肋肌又分颈髂肋肌、胸髂肋肌和腰髂肋肌；最长肌又分头最长肌、颈最长肌和胸最长肌；棘肌又分头棘肌、颈棘肌和胸棘肌等（图1-1-4，图2-1-3）。竖脊肌与其深面的短肌共同作用于脊柱、头及肋骨，可使后伸、侧屈和回旋运动，并有控制前屈和维持坐、立姿势的作用。这些肌肉的损伤、痉挛等是腰背疼痛的原因之一。

横突棘肌群主要由半棘肌、多裂肌和回旋肌组成，它们位于横突和棘突间的凹"槽"中（图2-1-3，图2-1-4）。这群肌肉起自椎骨横突，止于上位椎骨的棘突。半棘肌是位于横突棘肌群中最表浅的一层。顾名思义，半棘肌约起自脊柱的一半；根据向上附着的部位，可将其分为三个部分：头半棘肌、胸半棘肌和颈半棘肌，腰、骶部无半棘肌。头半棘肌是颈背部正中线附近的纵行隆起，起于颈胸部的横突，止于枕骨。胸

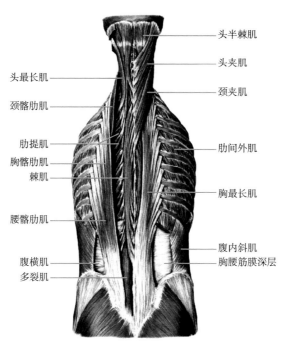

图2-1-3　背部深层肌（1）

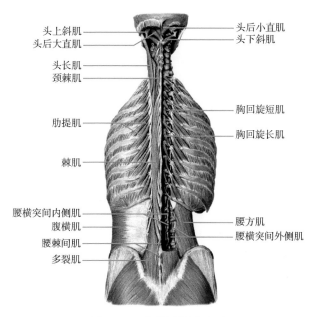

头上斜肌
头后大直肌
头长肌
颈棘肌
肋提肌
棘肌
腰横突间内侧肌
腹横肌
腰棘间肌
多裂肌

头后小直肌
头下斜肌
胸回旋短肌
胸回旋长肌
腰方肌
腰横突间外侧肌

图2-1-4 背部深层肌（2）

半棘肌和颈半棘肌起自横突，向内上行止于上位胸椎、颈椎的棘突。多裂肌位置较深，由短的三角形肌束组成，腰部最厚。它们从尾侧向吻侧起自：骶骨后面、竖脊肌腱膜、髂后上棘、骶髂韧带、腰椎横突、胸椎横突和下4颈椎的关节突。每一肌束都向上斜行附着于上位毗邻椎骨棘突的全长。回旋肌位于横突棘肌群的最深层，以胸部发育最好。起自一个椎骨横突，止于上一个或两个椎骨的棘突根部。

棘间肌、横突间肌和肋提肌是深层辅助肌（图2-1-3，图2-1-4）。棘间肌和横突间肌分别连接相邻椎骨的棘突和横突，在胸部发育较差。棘间肌在颈部最为明显，有6对，位于第2颈椎至第1胸椎棘突之间；在胸部主要存在第1、2胸椎（或第2、3胸椎）和第11、12胸椎棘突之间；在腰部椎骨之间有4对，有时在第12胸椎和第1腰椎和第5腰椎和骶骨之间也各存在一对。横突间肌也以颈部发育最好，分横突间前肌和横突间后肌，两者间被脊神经前支分隔；在胸部为单块肌，且仅存在于下3个胸椎和第1腰椎之间；在腰部分为横突间内侧肌和横突间外侧肌，前者连结腰椎副突和下一腰椎的乳突，后者的前部连结相邻椎骨横突，后部连结副突和下椎骨的横突。棘间肌辅助脊柱后伸和旋转；横突间肌

表2-1-1 脊部深肌群分层

肌	起点	止点	神经支配	主要作用
浅层				
夹肌	头夹肌：项韧带和颈7～胸3棘突及其棘上韧带 颈夹肌：第3～6胸椎棘突	头夹肌：纤维行向外上方至颞骨乳突和枕骨上颈线外1/3处 颈夹肌：颈1～颈3或颈4的横突后结节	脊神经后支	单侧收缩，拉头偏向同侧并轻微旋转；两侧同时收缩，可牵拉头和颈后仰
中间层				
竖脊肌	起自附着在髂嵴后部、骶骨后面、腰下部和骶部的棘突，以及棘上韧带的宽肌腱	髂肋肌的腰部、胸部和颈部：纤维上行至下位肋骨肋角和颈椎横突 最长肌的胸部、颈部和头部：纤维上行止于肋角和肋结节之间、胸椎横突、颈椎横突，以及颞骨乳突 棘肌的胸部、颈部和头部：纤维上行止于上胸部棘突和颅骨	脊神经后支	双侧收缩，使脊柱和头后仰；当背部弯曲时，竖脊肌纤维逐渐延长以控制弯曲运动；单侧收缩，使脊柱侧弯
深层				
横突棘肌	横突： 半棘肌起自颈4～胸12横突 多裂肌起自骶骨、髂骨，胸1～胸3横突和颈4～颈7关节突 回旋肌起自椎骨横突，在胸部发育最好	棘突： 半棘肌的胸部、颈部和头部：纤维向内上跨越4～6个节段，止于枕骨、胸椎棘突和颈椎棘突 多裂肌：纤维向内上跨越2～4个节段，止于上位椎骨棘突 回旋肌：向内上跨越1～2个节段，附着于上位椎骨的椎板与横突或棘突的连接处	脊神经后支	使头和颈、胸部脊柱后仰及向对侧旋转 在脊柱局部运动时起稳定作用 稳定脊柱并有助于脊柱的局部后仰和旋转运动，可能作为本体感受器发挥作用
辅助深层				
棘间肌	颈椎和腰椎棘突的上面	其起源于椎骨的上位椎骨的棘突下面	脊神经后支	辅助脊柱后仰和旋转
横突间肌	颈椎和腰椎横突	毗邻椎骨的横突	脊神经后支和前支	辅助脊柱侧弯；双侧作用稳定脊柱
肋提肌	颈7和胸1～胸11横突尖	行向外下止于肋骨的肋骨与肋结节之间	颈8～胸11脊神经后支	提升肋骨，辅助呼吸；辅助脊柱侧弯

辅助脊柱侧屈，双侧同时作用可稳定脊柱。肋提肌起自第7颈椎和第1～11胸椎横突尖，行向外下止于肋骨的肋角和肋结节之间。在颈部，肋提肌延续为横突间肌后部。肋提肌提肋助吸气并辅助脊柱侧屈。

（三）胸背区深层的血管

胸背区由肋间后动脉、肋下动脉、肩胛背动脉和胸背动脉等供血（图2-1-5，图2-1-6）；静脉血则经肋间后静脉引流入奇静脉，有部分静脉血被相应静脉引流入腋静脉或锁骨下静脉。

肋间后动脉（posterior intercostal artery）共9对，起自胸主动脉，供应第3～11肋间隙。第1、2肋间隙的肋间后动脉来自锁骨下动脉的分支，由其分支肋颈干绕过胸膜顶至第1肋颈处发出的肋间上动脉分出。肋间上动脉在肋颈处下降并分支至第1、2肋间隙，然后继续下降

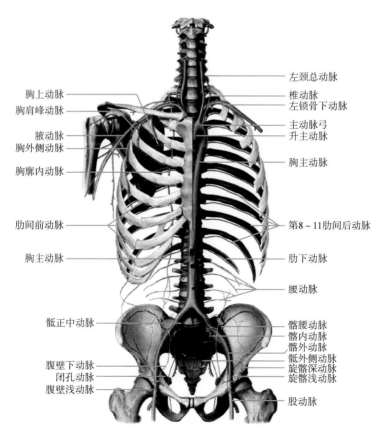

左颈总动脉

椎动脉
左锁骨下动脉

主动脉弓
升主动脉

胸主动脉

第8～11肋间后动脉

肋下动脉

腰动脉

髂腰动脉
髂内动脉
髂外动脉
骶外侧动脉
旋髂深动脉
旋髂浅动脉

股动脉

胸上动脉
胸肩峰动脉
腋动脉
胸外侧动脉
胸廓内动脉

肋间前动脉

胸主动脉

骶正中动脉

腹壁下动脉
闭孔动脉
腹壁浅动脉

图2-1-5　躯干的动脉

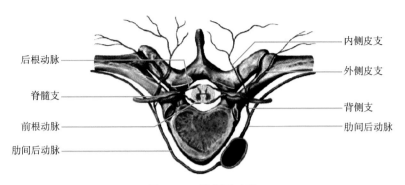

图 2-1-6　肋间后动脉

与第3肋间隙的肋间后动脉相吻合。肋间后动脉先跨肋间隙向后上行至肋角处，然后在肋沟内向前行于肋间内肌和肋间最内肌之间，并与来自胸廓内动脉的肋间前动脉或肌膈动脉的分支吻合。肋间后动脉发出的分支有背侧支（后支）、侧副支、肌支和皮支。背侧支在发出后在相邻肋颈间，穿椎体和横突间韧带之间后行，与胸神经后支一起分布胸背区的肌和皮肤，此外，还发支进入椎管分布于椎骨、脊髓及其被膜。侧副支在肋角处发出，向下行于下位肋骨的上缘。肌支供应肋间肌、胸肌和前锯肌。外侧皮支与同名神经伴行分布。

肋下动脉是胸主动脉最下面的分支，位于第12肋下方。肋下动脉发出的背侧支与肋间后动脉的背侧支分布相同。

肩胛背动脉（dorsal scapular artery）起自锁骨下动脉第3段，穿臂丛至中斜角肌前面，继续在肩胛提肌深面行向外侧至肩胛上角，与同名神经伴行，在菱形肌深面沿肩胛骨脊柱缘下行至肩胛下角，沿途发支分布于胸背区的菱形肌、背阔肌和斜方肌并与肋间后动脉的分支吻合。在肩胛上角处还发支向上供应项区的肌。肩胛背动脉在肩胛骨后面与肩胛上动脉和肩胛下动脉的分支旋肩胛动脉吻合形成肩胛动脉网，供应周围的肩带肌。

肩胛背动脉有时与颈浅动脉共干起自甲状颈干，称颈横动脉（transverse cervical artery），详见项区。

胸背动脉（thoracodorsal artery）是肩胛下动脉的终支之一，沿肩胛骨外侧缘，在背阔肌和前锯肌之间下行至胸后壁，分布于背阔肌、前锯肌、大圆肌和肋间肌等，并与肋间后动脉分支吻合。

（四）胸背区深层的神经

胸背区深层的神经来自胸神经后支、副神经、肩胛背神经和胸背神经等。

胸神经后支自胸神经分出后紧贴关节突后行，分成内、外侧两支。内侧支穿行于关节突与横突间韧带和横突间肌内侧缘之间，上6对胸神经后内侧支向后行于胸半棘肌和多裂肌之间，分布附近诸肌，并向后穿菱形肌和斜方肌浅出至棘突附近分布于邻近的皮肤。下6对胸神经后内侧支，主要分布于多裂肌和胸最长肌等，偶尔也见其分布于后正中区皮肤。外侧支先行于横突间的韧带和肌之间，然后在肋提肌内侧向后行，在胸最长肌深面或穿过此肌至胸最长肌和颈髂肋肌之间，分支支配这些肌和肋提肌。下5～6对后外侧支也发出皮支在肋角附近浅出，分布于附近的皮肤。部分上部胸神经后外侧支也发出皮支分布于皮肤。

胸背神经（thoracodorsal nerve）纤维来自第6～8颈神经前支，自臂丛后束出后，沿腋窝后壁下行，至背阔肌下缘分布于该肌。

副神经（accessory nerve）和肩胛背神经（dorsal scapular nerve）已于项区介绍。

四、胸段脊柱

脊柱胸段由12个胸椎借其相连结构相互连结构成，并与肋骨相连形成胸廓，容纳胸腔脏器。椎管的胸段容纳胸腰段脊髓及其被膜、神经胸、腰神经根、血管和淋巴组织等结构。

（一）椎骨的一般形态（图2-1-7～图2-1-9）

虽然不同节段典型椎骨的形态明显不同，但其基本结构是相同的。一个椎骨（vertebrae）的基本结构包括1个椎体、1个椎弓及其发出的7个突起（包括横突、关节突和棘突）。

椎体（vertebral body）位于椎骨的前方，呈短圆柱形，构成脊柱承重的主体而承受重力，自上而下因承受重力的增加其体积逐渐增大，椎体内部充满骨松质，表面的骨密质较薄，上下面皆粗糙，借椎间纤维软骨与邻近椎骨相接。椎体后面微凹陷，与椎弓共同围成椎孔（vertebral foramen）。各椎孔贯通，构成容纳脊髓的椎管（vertebral canal）。椎管形状和大小的变化与脊髓形态变化有关，尤其是在颈部和腰部与颈、腰膨大有关。

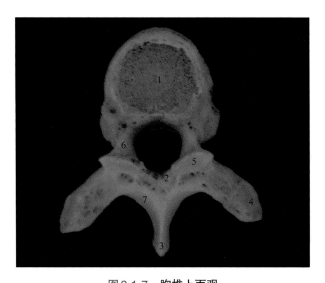

图2-1-7　胸椎上面观

注：1. 椎体；2. 椎弓；3. 棘突；4. 横突；5. 上关节突；6. 椎弓根；7. 椎弓板

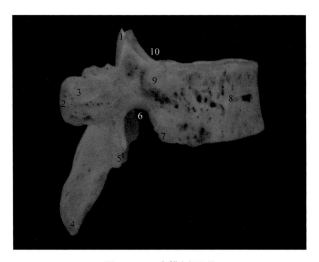

图2-1-8　胸椎侧面观

注：1. 上关节突；2. 横突；3. 横突肋凹；4. 棘突；5. 下关节突；6. 椎骨下切迹；7. 下肋凹；8. 椎体；9. 上肋凹；10. 椎骨上切迹

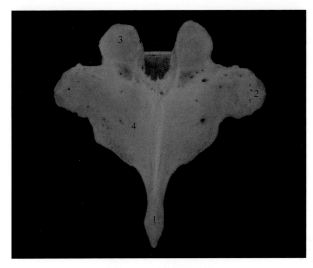

图2-1-9 胸椎后面观

注：1. 棘突；2. 横突；3. 上关节突；4. 椎弓板

　　椎弓（vertebral arch）位于椎骨的后方，是弓形骨板。其连接椎体的缩窄部分，称椎弓根（pedicle of vertebral arch），根的上、下缘各有一切迹，分别称为椎上切迹和椎下切迹。在椎骨由椎间盘和关节突关节连接在一起时，相邻椎骨的椎上、下切迹与之共同围成椎间孔（intervertebral foramina），有脊神经和血管通过。两侧椎弓根向后内扩展变宽的部分，称椎弓板（lamina of vertebral arch），呈垂直扁平状，两侧在中线会合。由椎弓发出7个突起：①棘突（spinous process）1个，从两侧椎板连接处向后方或后下方伸出，尖端可在体表扪到。②横突（transverse process）1对，从椎弓根与椎弓板移行处伸向两侧。棘突和横突都是肌和韧带的附着处。③关节突（articular process）2对，在椎弓根与椎弓板结合处分别向上、下方突起，即上关节突和下关节突，相邻关节突构成关节突关节，并构成椎间孔的后壁。不同节段关节突关节面的方向决定了躯干各段的运动方向。

　　在脊柱的不同节段及不同人种之间，椎骨各部的大小、形态、比例，以及突起的方向等均存在差异。因此，不同节段的椎骨可以根据其形态特征而加以区分。此外，某些椎骨还存在其特征性的形态特点。如第2颈椎的齿突、第7颈椎的棘突和胸椎的肋凹等。

（二）胸椎的特征（thoracic vertebrae，图2-1-7～图2-1-9）

胸椎共12个，具有椎骨的一般形态。胸椎最明显的形态特征是具有与肋骨相关节而形成的肋凹。其上部胸椎由颈椎型逐渐变化为胸椎型，下部胸椎由胸椎型逐渐改变为腰椎型。第1～4胸椎具有颈椎的部分特征。第1和9～12胸椎不是典型的胸椎，第5～8胸椎为典型的胸椎。第9～12胸椎具有腰椎的部分特征，它们具有类似腰椎的乳突和副突。

胸椎椎体从上向下逐渐增大，典型胸椎椎体横断面呈心形，前后径略大于左、右径，其两侧面上、下缘分别有上、下肋凹，与肋头相关节，实际上各为半个关节面。

胸椎椎孔较颈椎和腰椎的椎孔小，呈圆形。

胸椎横突较长，伸向后外方，从上向下依次变短，第1～10胸椎横突末端前面，有横突肋凹与肋结节相关节。

胸椎关节突的关节面几乎呈冠状位，上关节突的关节面朝向后，下关节突的关节面则朝向前。关节突的方向通常在第11胸椎从胸椎型改变到腰椎型，有时从第10或第12胸椎开始改变，在过渡椎骨上，上关节突呈胸椎型，下关节突则呈腰椎型。

胸椎棘突较长，伸向后下方，呈叠瓦状排列。棘突尖伸至相应椎体平面以下。其中以第5～8胸椎棘突最长，倾斜度最大。

第1胸椎和第9～12胸椎为不典型胸椎，其形态特特征如下：

第1胸椎椎体形似颈椎，左右径几乎是前后径的2倍。后外侧唇可形成清楚的椎上切迹前缘。椎体上肋凹为一完整的肋凹，与第1肋头相关节，但常不完整，此时第1肋与第7颈和椎间盘形成关节。其棘突长而粗，呈水平位。常与第7颈椎一样突出。

第9胸椎不太典型，常不与第10肋形成关节，故常无下肋凹。

第10胸椎仅与第10肋头形成关节，故只有上肋凹出现在椎体上，呈半月形或卵圆形。横突肋凹可有可无。

第11胸椎只与第11肋头形成关节，故圆形肋凹距椎体上缘较近，并延伸至椎弓根。横突较小，无肋凹。棘突呈三角形，尖端较钝，上缘倾斜，下缘水平。

第12胸椎椎体酷似腰椎，只与第12肋头相关节，与第11胸椎一样，其肋凹呈圆形，位于椎体上缘下方，并延伸至椎根。横突短小，棘突与第11胸形态相似。上关节突呈胸椎型，下关节突呈腰椎型，关节面为矢状位。

（三）椎骨的连结

各椎骨之间借韧带、软骨和滑膜关节相连，可分为椎体间连结和椎弓间连结。从第2颈椎至第1骶椎的椎体之间是软骨连结，椎弓上的横突、棘突和椎板之间均为纤维性连结，椎弓上的关节突之间为滑膜关节。

1. 椎体间的连结　椎体之间借椎间盘及前、后纵韧带相互连接。

（1）椎间盘（intervertebral disc，图2-1-10，图2-1-11）：是连结相邻两个椎体的纤维软骨盘（第1及第2颈椎之间除外），成年人有23个椎间盘，位于第2颈椎至第1骶椎的相邻椎体之间，其外形与其邻接的椎体相适应。不同节段和同一椎间盘的不同部位厚薄不同。胸部椎间盘较薄，以上胸部最薄，颈、腰部较厚，而以腰部最厚，所以颈、腰椎的活动度较大。在颈、腰部的椎间盘前厚后薄，参与构成脊柱的前凸，胸部的则前、后差别不大。椎间盘由两部分构成，中央部为髓核（nucleus pulposus），为胚胎时脊索的残留物，出生时为柔软而富有弹性的胶状物质，随着年龄的增长其软骨成分和纤维成分逐渐增加，其中软骨成分多于纤维成分，故一般都有良好的弹性。周围部为纤维环（annulus

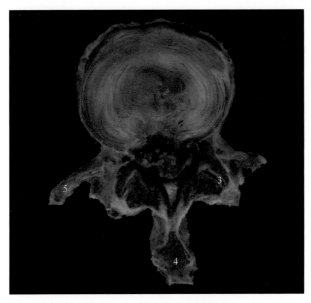

图2-1-10　椎间盘（腰椎间盘）

注：1. 髓核；2. 纤维环；3. 关节突关节；4. 棘突；5. 横突

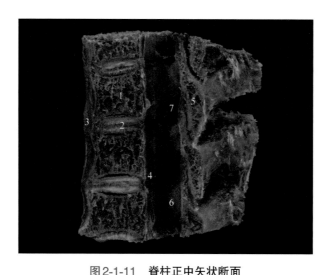

图2-1-11　脊柱正中矢状断面

注：1. 椎体；2. 椎间盘；3. 前纵韧带；4. 后纵韧带；5. 椎弓；6. 椎弓根；7. 椎间孔

fibrosus），由多层纤维软骨环按同心圆排列组成，牢固连结各椎体上、下面，保护髓核并限制髓核向周围膨出。纤维环后外侧部较薄弱，当纤维环破裂时，髓核容易向后外侧脱出，突入椎管或椎间孔，压迫相邻的脊髓或神经根引起牵涉性痛，临床称为椎间盘脱出症。椎间盘既坚韧，又富弹性，承受压力时被压缩，除去压力后又复原，具有"弹性垫"样作用，可缓冲外力对脊柱的震动，也可增加脊柱的运动幅度。除周围部有邻近的血管供应外，椎间盘无血管，尤其是髓核，其营养由椎体和纤维环边缘部的血管通过渗透扩散的方式提供。

（2）前纵韧带（anterior longitudinal ligament）：是沿椎体前面向上、下延伸的一束坚固的纤维束，宽而坚韧，上自枕骨大孔前缘，下达第1或第2骶椎椎体。其纵行的纤维牢固地附着于椎体边缘和椎间盘，而与椎体结合较为疏松，有防止脊柱过度后伸和椎间盘向前脱出的作用（图2-1-11，图2-1-12）。

（3）后纵韧带（posterior longitudinal ligament）：位于椎管内椎体的后面，窄而坚韧。起自枢椎并与覆盖枢椎椎体的覆膜相续，下达骶骨。有限制脊柱过度前屈的作用（图2-1-11，图2-1-13）。

2. 椎弓间的连结　包括椎弓板、棘突、横突间的韧带连结和上、下关节突间的滑膜关节（图2-1-14～图2-1-16）。

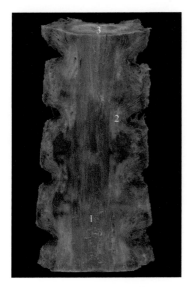

图2-1-12 前纵韧带

注：1. 前纵韧带；2. 椎体；3. 椎间盘

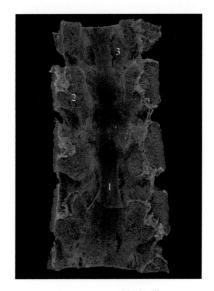

图2-1-13 后纵韧带

注：1. 后纵韧带；2. 椎弓根；3. 椎体

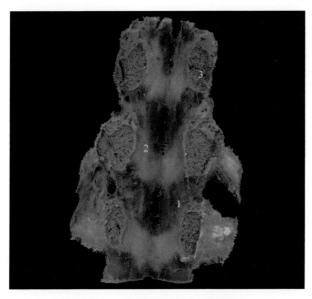

图2-1-14 椎弓前面观（示黄韧带）

注：1. 黄韧带；2. 椎弓板；3. 椎弓根

（1）黄韧带（ligament flava） 坚韧而富有弹性，为连结相邻两椎弓板间的韧带，由黄色的弹性纤维构成。黄韧带与椎弓板一起形成椎管的后壁，协助围成椎管，并有限制脊柱过度前屈的作用（图2-1-14）。

（2）棘间韧带（interspinal ligament）：为连结相邻棘突间的薄层纤维性膜，附着于棘突根部到棘突尖。其前、后缘分别与黄韧带和棘上韧带相移行（图2-1-15）。

（3）棘上韧带和项韧带（supraspinal ligament and ligamentum nuchae）（图2-1-15，图2-1-16）：棘上韧带呈束状，是连结第7颈椎及胸、腰、骶椎各棘突尖之间的纵行韧带，前方与棘间韧带相融合，向上与项韧带相续。有限制脊柱前屈的作用。项韧带（详见项区）常被认为是棘上韧带和颈椎棘突间韧带的延续，向上附着于枕外隆凸及枕外嵴，向下达第7颈椎棘突并续于棘上韧带，是颈部肌肉附着的双层致密弹性纤维隔。

（4）横突间韧带（intertransverse ligament）：位于相邻椎骨横突间的纤维索。在颈由分散的纤维构成，大部分被横突间肌取代；在胸部由纤维束构成，与相邻肌肉紧密混合；在腰部呈膜状。

（5）关节突关节（zygapophyseal joint）：由相邻椎骨的上、下关节突的关节面构成，属平面关节，只能做轻微滑动。关节囊附着于关节突

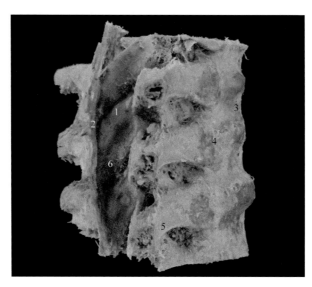

图2-1-15　胸段脊柱侧后面观

注：1. 棘间韧带；2. 棘上韧带；3. 椎体；4. 肋头关节；5. 肋骨；6. 棘突

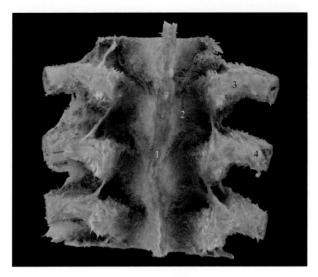

图2-1-16 胸段脊柱后面观

注：1. 棘上韧带；2. 椎弓板；3. 肋横突关节；4. 肋骨

关节面的周缘，薄而松弛，尤其是颈部。

3.胸椎连结结构的特征 胸椎的连结结构包括上述椎骨间的所有连结构。其椎间盘较薄，以上胸部最薄。胸部黄韧带较颈部厚，但较腰部薄。胸部棘上韧带呈束状，腰部则较宽厚，在颈部扩展成项韧带；胸部棘间韧带窄而长，横突间韧带为与相邻肌紧密结合的纤维束。胸部关节突关节呈冠状位，限制了脊柱胸段的旋转运动。

五、胸腰移行部后区的解剖特点

胸腰移行部还没有一个准确的范围定义，一般认为位于第11胸椎至第2腰椎之间。此处为活动度较小的胸椎向活动度较大的腰椎过度的区域。由于第11、12肋为浮肋，不参与形成肋弓，故与其相连的第11、12胸椎的活动度较其他胸椎大。第12胸椎与第1腰椎形态相似，其上关节突呈冠状，下关节突呈矢状位，由此形成的两种不同方位的关节突关节为第12胸椎和第1腰椎节段所特有，是较为固定的胸椎向较为活动的腰椎转化移行的形态特征，是力学的枢纽，是受力较集中的区域。受到暴力冲击时，此二椎体极易受到损伤。此段脊柱的椎管内主要为腰髓、脊髓圆锥和形成马尾的神经。故外伤时常是既有脊髓损伤，又有马尾的神经损伤。

　　胸腰移行部后区的皮肤和浅筋膜均较肩胛区薄，即使是肥胖者，此处的脂肪也远比腰区薄。此区的肌层由浅入深为背阔肌、下后锯肌、竖脊肌、横突棘肌群和肋提肌。

（周播江　鄂占森）

第二节　胸背部超声检查方法及声像图特点

　　受检者俯卧（检查血管必要时配合坐位），上肢置于身体的两侧（坐位挺胸检查时上肢置于胸前），掌心向内、平行放置。将涂有耦合剂的高频探头放置于胸背部皮肤上，以肩胛骨、胸椎棘突与横突作为解剖定位标志，进行系统性胸背部高频超声实时扫查；主要采用横切、纵切、斜切及左右对比与彩色多普勒成像等方法进行高频超声实时扫查并记录声像图及测量数据；必要时嘱患者主动或被动运动，以区别不同的肌腱、肌肉，根据需要对部分检查项目使用超声宽景成像技术。

　　1.受检者取俯卧位，双手置于身体两侧、掌心向内、平行放置。将高频超声探头置于肩背部肩胛冈内缘上方显示第1肋骨横断面纵切声像图，再以第1肋骨横断面为中心逆时旋转约90°显示第1肋骨长轴与第1胸椎横突及肋横突关节声像图，并逐渐向内侧胸椎棘突移动，显示并定位第1胸椎横突及棘突横切声像图。肩背部第1肋骨横断面纵切声像图结果显示：纵切声像图中强回声为第1、2肋骨的横断面伴其声影，第2肋骨前方肌肉为斜方肌、肩胛提肌、小菱形肌及上后锯肌（图2-2-1）；第1肋骨长轴与第1胸椎横突及肋横突关节横切声像图结果显示：第1胸椎椎板、横突及第1肋骨长轴显示为强回声结构后伴宽声影，肋骨与横突之间为肋横突关节，关节表面为肋横突外侧韧带，关节浅方肌肉由浅至深依次为：斜方肌、肩胛提肌、小菱形肌、上后锯肌、头及颈夹肌、竖脊肌（棘肌中的头棘肌与颈棘肌及胸棘肌、最长肌中的头最长肌与颈最长肌及胸最长肌、髂肋肌中的颈髂肋肌和胸髂肋肌）、半棘肌（头半棘肌和颈半棘肌及胸半棘肌）、多裂肌、回旋肌（图2-2-2）。第1胸椎横突及棘突横切声像图结果显示：第1胸椎棘突呈强回声结构，后方伴宽声影，棘突旁线样强回声为椎板，椎板外侧与横突相接，其间肌肉由浅至深依次为：斜方肌、肩胛提肌、小菱形肌、大菱形肌、上后锯肌、头及颈夹

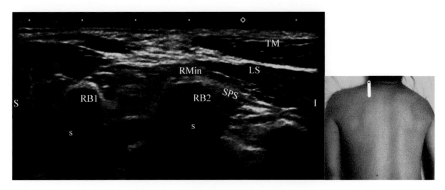

图2-2-1　肩背部第1肋骨纵切声像图

注：TM.斜方肌；LS.肩胛提肌；RMin.小菱形肌；SPS.上后锯肌；RB1.第1肋骨横断面；RB2.第2肋骨横断面；s.声影；S.上；I.下

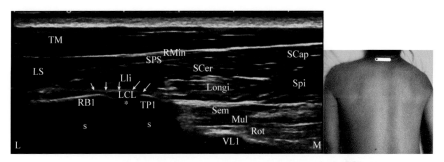

图2-2-2　第1肋骨长轴与第1胸椎横突及肋横突关节横切声像图

注：TM.斜方肌；LS.肩胛提肌；RMin.小菱形肌；SPS.上后锯肌；SCap.头夹肌；SCer.颈夹肌；Spi.棘肌；Longi.最长肌；Lli.髂肋肌；Sem.半棘肌；Mul.多裂肌；Rot.回旋肌；RB1.第1肋骨；TP1.第1胸椎横突；VL1.第1胸椎椎板；s.声影；LCL.肋横突外侧韧带（箭头所示）；*.肋横突关节；L.外侧；M.内侧

肌、竖脊肌（棘肌中的头棘肌与颈棘肌及胸棘肌、最长肌中的头最长肌与颈最长肌及胸最长肌、髂肋肌中的颈髂肋肌和胸髂肋肌）、半棘肌（头半棘肌和颈半棘肌及胸半棘肌）、多裂肌、回旋肌（图2-2-3）。

2.受检者取俯卧位，双手置于身体两侧、掌心向内、平行放置。将高频超声探头置于第1胸椎棘突至外侧肩胛线水平横切，运用宽景成像，显示第1胸椎棘突水平棘突至外侧肩胛线之间肌肉、骨骼横切宽景成像声像图。第1胸椎棘突水平棘突至外侧肩胛线之间肌肉、骨骼横切宽景成像声像图结果显示：第1胸椎棘突呈强回声结构，后方伴宽声影，棘突两旁线样强回声为椎板，椎板外侧与横突相接，其间肌肉由浅

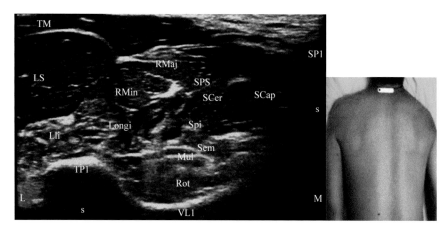

图2-2-3 第1胸椎横突及棘突横切声像图

注：TM.斜方肌；LS.肩胛提肌；RMin.小菱形肌；RMaj.大菱形肌；SPS.上后锯肌；SCap.头夹肌；SCer.颈夹肌；Spi.棘肌；Longi.最长肌；Lli.髂肋肌；Sem.半棘肌；Mul.多裂肌；Rot.回旋肌；SP1.第1胸椎棘突；s.声影；TP1.第1胸椎横突；VL1.第1胸椎椎板；L.外侧；M.内侧

至深依次为：斜方肌、肩胛提肌、小菱形肌、大菱形肌、上后锯肌、头及颈夹肌、竖脊肌（棘肌中的头棘肌与颈棘肌及胸棘肌、最长肌中的头最长肌与颈最长肌及胸最长肌、髂肋肌中的颈髂肋肌和胸髂肋肌）、半棘肌（头半棘肌和颈半棘肌及胸半棘肌）、多裂肌、回旋肌，肩胛骨冈上窝内可见冈上肌（图2-2-4）。

3.受检者取俯卧位，双手置于身体两侧、掌心向内、平行放置。将高频超声探头置于第3胸椎棘突至外侧腋后线间水平横切，运用宽景成像，显示第3胸椎棘突水平棘突至肩胛骨内侧缘之间肌肉、骨骼横切宽

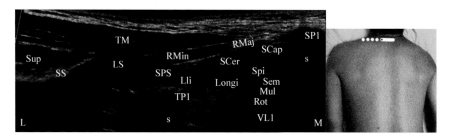

图2-2-4 第1胸椎棘突水平棘突至外侧肩胛线之间肌肉、骨骼横切宽景成像声像图

注：TM.斜方肌；LS.肩胛提肌；RMin.小菱形肌；RMaj.大菱形肌；SPS.上后锯肌；SCap.头夹肌；SCer.颈夹肌；Spi.棘肌；Longi.最长肌；Lli.髂肋肌；Sem.半棘肌；Mul.多裂肌；Rot.回旋肌；Sup.冈上肌；SP1.第1胸椎棘突；s.声影；TP1.第1胸椎横突；VL1.第1胸椎椎板；SS.肩胛骨；L.外侧；M.内侧

景成像声像图，第3棘突水平肩胛骨内侧缘至外侧腋后线之间肌肉、骨骼横切宽景成像声像图。第3胸椎棘突水平棘突至肩胛骨内侧缘之间肌肉、骨骼横切宽景成像声像图结果显示：第3胸椎棘突呈强回声结构，后方伴宽声影，棘突两旁线样强回声为椎板，椎板外侧与横突相接，第3胸椎棘突至肩胛骨内侧缘间肌肉由浅至深依次为：斜方肌、大菱形肌、上后锯肌、颈夹肌、竖脊肌（棘肌中的颈棘肌与胸棘肌、最长肌中的头最长肌与颈最长肌及胸最长肌、髂肋肌中的颈髂肋肌与胸髂肋肌）、半棘肌中（头半棘肌和颈半棘肌及胸半棘肌）、多裂肌、回旋肌、肋间肌及胸膜，肩胛骨冈下窝内可见冈下肌（图2-2-5）；第3胸椎棘突水平肩胛骨内侧缘至外侧腋后线之间肌肉、骨骼横切宽景成像声像图结果显示：肩胛骨内侧缘至外侧腋后线间肌肉从内至外分别为斜方肌、大菱形肌、冈下肌、三角肌、小圆肌，肩胛骨位于冈下肌深方显示为S样强回声光带（图2-2-6）。

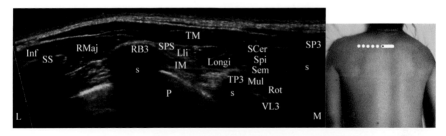

图2-2-5　第3胸椎棘突水平棘突至肩胛骨内侧缘之间肌肉、骨骼横切宽景成像声像图

注：TM.斜方肌；RMaj.大菱形肌；SPS.上后锯肌；SCer.颈夹肌；Spi.棘肌；Longi.最长肌；Lli.髂肋肌；Sem.半棘肌；Mul.多裂肌；Rot.回旋肌；IM.肋间肌；P.胸膜；Inf.冈下肌；SS.肩胛骨；SP3.第3胸椎棘突；s.声影；TP3.第3胸椎横突；VL3.第3胸椎椎板；RB3.第3肋骨；L.外侧；M.内侧

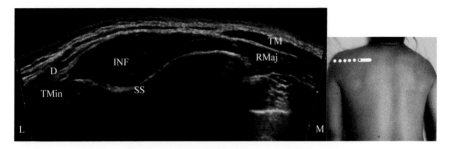

图2-2-6　第3棘突水平肩胛骨内侧缘至外侧腋后线之间肌肉、骨骼横切宽景成像声像图

注：TM.斜方肌；D.三角肌；RMaj.大菱形肌；INF.冈下肌；SS.肩胛骨；TMin.小圆肌；L.外侧；M.内侧

4.受检者取俯卧位，双手置于身体两侧、掌心向内、平行放置。将高频超声探头置于第5胸椎棘突至外侧腋后线间水平横切，运用宽景成像，显示第5胸椎棘突水平棘突至肩胛骨内侧缘之间肌肉、骨骼横切宽景成像声像图，第5棘突水平肩胛骨内侧缘至外侧腋后线之间肌肉、骨骼横切宽景成像声像图。第5胸椎棘突水平棘突至肩胛骨内侧缘之间肌肉、骨骼横切宽景成像声像图结果显示：第5胸椎棘突呈强回声结构，后方伴宽声影，棘突两旁线样强回声为椎板，椎板外侧与横突相接，第5胸椎棘突至肩胛骨内侧缘间肌肉由浅至深依次为：斜方肌、大菱形肌、上后锯肌、颈夹肌、竖脊肌（棘肌中的颈棘肌与胸棘肌、最长肌中的颈最长肌及胸最长肌、髂肋肌中的颈髂肋肌与胸髂肋肌）、半棘肌（头半棘肌和颈半棘肌及胸半棘肌）、多裂肌、回旋肌、肋间肌及胸膜，肩胛骨冈下窝内可见冈下肌（图2-2-7）。第5棘突水平肩胛骨内侧缘至外侧腋后线之间肌肉、骨骼横切宽景成像声像图结果显示：肩胛骨内侧缘至外侧腋后线之间肌肉从内至外为斜方肌、大菱形肌、冈下肌、大圆肌，肩胛骨位于冈下肌深方显示为S形强回声光带（图2-2-8）。

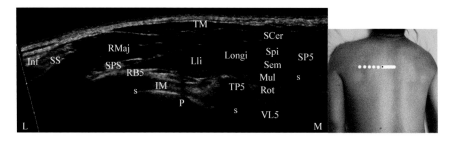

图2-2-7　第5胸椎棘突水平棘突至肩胛骨内侧缘之间肌肉、骨骼横切宽景成像声像图

注：TM.斜方肌；RMaj.大菱形肌；SPS.上后锯肌；SCer.颈夹肌；Spi.棘肌；Longi.最长肌；Lli.髂肋肌；Sem.半棘肌；Mul.多裂肌；Rot.回旋肌；IM.肋间肌；P.胸膜；Inf.冈下肌；SS.肩胛骨；SP5.第5胸椎棘突；s.声影；TP5.第5胸椎横突；VL5.第5胸椎椎板；RB5.第5肋骨；L.外侧；M.内侧

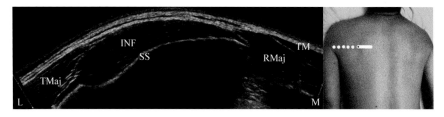

图2-2-8　第5棘突水平肩胛骨内侧缘至外侧腋后线之间肌肉、骨骼横切宽景成像声像图

注：TM.斜方肌；RMaj.大菱形肌；INF.冈下肌；SS.肩胛骨；TMaj.大圆肌；L.外侧；M.内侧

5.受检者取俯卧位，双手置于身体两侧、掌心向内、平行放置。将高频超声探头置于第7胸椎棘突至外侧腋后线间水平横切，运用宽景成像，显示第7胸椎棘突水平棘突至外侧腋后线之间肌肉、骨骼横切宽景成像声像图。第7胸椎棘突水平棘突至外侧腋后线之间肌肉、骨骼横切宽景成像声像图结果显示：第7胸椎棘突呈强回声结构，后方伴宽声影，棘突两旁线样强回声为第8胸椎椎板，第8胸椎板外侧与第8胸椎横突相接，第7胸椎棘突至肩胛骨内侧缘间肌肉由浅至深依次为：斜方肌、大菱形肌、背阔肌、竖脊肌（棘肌中的胸棘肌、最长肌中的胸最长肌、髂肋肌中的胸髂肋肌与腰髂肋肌）、半棘肌（胸半棘肌）、多裂肌、回旋肌、肋间肌及胸膜；肩胛骨下角外侧肌肉为大圆肌（图2-2-9）。

6.受检者取俯卧位，双手置于身体两侧、掌心向内、平行放置。将高频超声探头置于第9胸椎棘突至外侧腋后线间水平横切，运用宽景成像，显示第9胸椎棘突水平棘突至外侧腋后线之间肌肉、骨骼横切宽景成像声像图。第9胸椎棘突水平棘突至外侧腋后线之间肌肉、骨骼声像图结果显示：第9胸椎棘突呈强回声结构，后方伴宽声影，棘突两旁线样强回声为第10胸椎椎板，第10胸椎椎板外侧与第10胸椎横突相接，第9胸椎棘突至外侧腋后线水平之间肌肉由浅至深依次为：斜方肌、背阔肌、下后锯肌、竖脊肌（棘肌中的胸棘肌、最长肌中的胸最长肌、髂肋肌中的胸髂肋肌与腰髂肋肌）、半棘肌（胸半棘肌）、多裂肌、回旋肌、肋间肌及胸膜（图2-2-10）。

7.受检者取俯卧位，双手置于身体两侧、掌心向内、平行放置。将高频超声探头置于第11胸椎棘突至外侧腋后线间水平横切，运用宽景

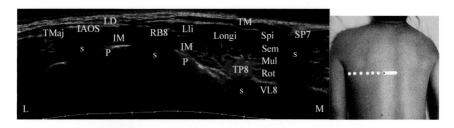

图2-2-9　第7胸椎棘突水平棘突至外侧腋后线之间肌肉、骨骼横切宽景成像声像图
注：TMaj.大菱形肌；TM.斜方肌；LD.背阔肌；Spi.棘肌；Longi.最长肌；Lli.髂肋肌；Sem.半棘肌；Mul.多裂肌；Rot.回旋肌；IM.肋间肌；P.胸膜；SP7.第7胸椎棘突；s.声影；VL8.第8胸椎椎板；IAOS.肩胛骨下角；TP8.第8横突；RB8.第8肋；L.外侧；M.内侧

成像，显示第11胸椎棘突水平棘突至外侧腋后线之间肌肉、骨骼横切宽景成像声像图。第11胸椎棘突水平棘突至外侧腋后线之间肌肉、骨骼横切宽景成像声像图结果显示：第11胸椎棘突呈强回声结构，后方伴宽声影，棘突两旁线样强回声为第11胸椎板、椎板外侧与第11胸椎横突相接，第11胸椎棘突至外侧腋后线水平之间肌肉由浅至深依次为：斜方肌、背阔肌、下后锯肌、竖脊肌（棘肌中的胸棘肌、最长肌中的胸最长肌、髂肋肌中的胸髂肋肌与腰髂肋肌）、多裂肌、回旋肌、肋间肌及胸膜（图2-2-11）。

8.受检者取俯卧位，双手置于身体两侧、掌心向内、平行放置。将

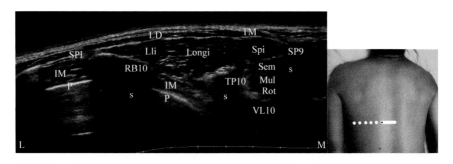

图2-2-10　第9胸椎棘突水平棘突至外侧腋后线之间肌肉、骨骼横切宽景成像声像图

注：TM.斜方肌；LD.背阔肌；SPI.下后锯肌；Spi.棘肌；Longi.最长肌；Lli.髂肋肌；Sem.半棘肌；Mul.多裂肌；Rot.回旋肌；IM.肋间肌；P.胸膜；SP9.第9胸椎棘突；s.声影；VL10.第10胸椎椎板；TP10.第10横突；RB10.第10肋；L.外侧；M.内侧

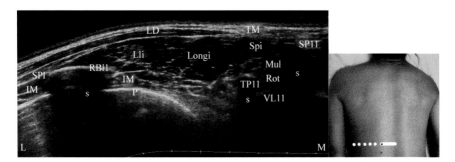

图2-2-11　第11胸椎棘突水平棘突至外侧腋后线之间肌肉、骨骼声横切宽景成像声像图

注：TM.斜方肌；LD.背阔肌；SPI.下后锯肌；Spi.棘肌；Longi.最长肌；Lli.髂肋肌；Mul.多裂肌；Rot.回旋肌；IM.肋间肌；P.胸膜；SP11.第11胸椎棘突；s.声影；VL11.第11胸椎椎板；TP11.第11横突；RB11.第11肋；L.外侧；M.内侧

高频超声探头置于后正中矢状切，采用宽景成像显示第1胸椎棘突至第6胸椎棘突水平间胸椎棘突、棘上韧带及棘间韧带纵切宽景成像声像图，第7胸椎棘突至第12胸椎棘突水平间胸椎棘突、棘上韧带及棘间韧带纵切宽景成像声像图；然后于第3、4胸椎棘突间及第7、8胸椎棘突间分别纵切，显示第3、4胸椎棘突水平胸椎棘突、棘上韧带及棘间韧带纵切声像图，显示第7、8胸椎棘突水平胸椎棘突、棘上韧带及棘间韧带纵切声像图。第1胸椎棘突至第6胸椎棘突水平间胸椎棘突、棘上韧带及棘间韧带纵切宽景成像声像图结果显示：胸背部第1～6胸椎棘突呈强回声结构，后方伴宽声影，棘上韧带位于胸椎棘突浅方紧贴皮下，棘间韧带位于相邻两个胸椎棘突之间低回声结构，向后与棘上韧带交织（图2-2-12）；第7胸椎棘突至第12胸椎棘突水平间胸椎棘突、棘上韧带及棘间韧带纵切宽景成像声像图结果显示：胸背部第1～6胸椎棘突呈强回声结构，后方伴宽声影，棘上韧带位于胸椎棘突浅方紧贴皮下，棘间韧带位于相邻两个胸椎棘突之间低回声结构，向后与棘上韧带交织（图2-2-13）；第3、4胸椎棘突水平胸椎棘突、棘上韧带及棘间韧

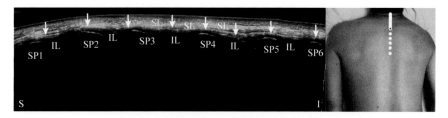

图2-2-12　第1胸椎棘突至第6胸椎棘突水平间胸椎棘突、棘上韧带及棘间韧带纵切宽景成像声像图

注：SP（1～6）.第1～6胸椎棘突；SL.棘上韧带（箭头所示）；IL.棘间韧带；S.上；I.下

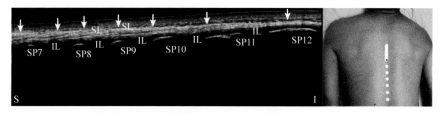

图2-2-13　第7胸椎棘突至第12胸椎棘突水平间胸椎棘突、棘上韧带及棘间韧带纵切宽景成像声像图

注：SP（7～12）.第7～12胸椎棘突；SL.棘上韧带（箭头所示）；IL.棘间韧带；S.上；I.下

带纵切声像图结果显示：第3、4胸椎棘突向后，棘突间间隙较宽（图2-2-14）；第7、8胸椎棘突水平胸椎棘突、棘上韧带及棘间韧带纵切声像图结果显示：第7、8胸椎棘突向后下，棘突间间隙较窄呈叠瓦状改变（图2-2-15）。

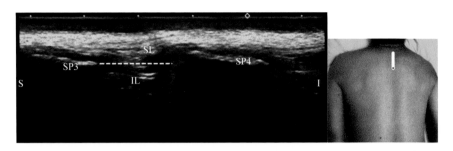

图2-2-14　第3、4胸椎棘突水平胸椎棘突、棘上韧带及棘间韧带纵切声像图

注：SP3.第3胸椎棘突；SP4.第4胸椎棘突；SL.棘上韧带；IL.棘间韧带；S.上；I.下；白色虚线为第3、4胸椎棘突间间隙宽度

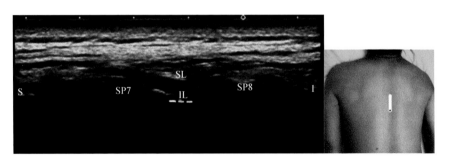

图2-2-15　第7、8胸椎棘突水平胸椎棘突、棘上韧带及棘间韧带纵切声像图

注：SP7.第7胸椎棘突；SP8.第8胸椎棘突；SL.棘上韧带；IL.棘间韧带；S.上；I.下；白色虚线为第7、8胸椎棘突间间隙宽度

9.受检者取俯卧位，双手置于身体两侧、掌心向内、平行放置。将高频超声探头置于胸1～12棘突后正中旁约1cm处矢状切面，采用宽景成像，显示第1～6胸椎椎板水平间胸椎椎板及其旁肌肉、骨骼纵切宽景成像声像图，第7～12胸椎椎板水平间胸椎椎板及其旁肌肉、骨骼纵切宽景成像声像图；然后于第7、8胸椎棘突旁约1cm处胸椎椎板纵切，显示第7、8胸椎上、下关节突及其关节、毗邻肌肉纵切声像图。第1～6胸椎椎板水平间胸椎椎板及其旁肌肉、骨骼纵切宽景成像声像

图结果显示：第1～6胸椎椎板呈强回声结构，后方伴宽声影，第1～6胸椎椎板浅方从浅至深方肌肉依次为：斜方肌、小菱形肌、大菱形肌、上后锯肌及腱膜、头夹肌、颈夹肌、棘肌（头棘肌、颈棘肌及胸棘肌）、半棘肌（头半棘肌、颈半棘肌及胸半棘肌）、多裂肌、回旋肌（图2-2-16）；第7～12胸椎椎板水平间胸椎椎板及其旁肌肉、骨骼纵切宽景成像声像图结果显示：第7～12胸椎旁椎板呈强回声结构，后方伴宽声影，第7～12胸椎椎板浅方从浅至深方肌肉依次为：斜方肌、背阔肌、下后锯肌及腱膜、棘肌（胸棘肌）、半棘肌（胸半棘肌）、多裂肌、回旋肌（图2-2-17）；第7、8胸椎上、下关节突及其关节、毗邻肌肉纵切声像图结果显示：第7、8胸椎上、下关节突为线样强回声，其间低回声为关节突关节，关节突浅方肌肉依次为：斜方肌、背阔肌、下后锯肌腱膜、棘肌（胸棘肌）、半棘肌（胸半棘肌）、多裂肌、回旋肌（图

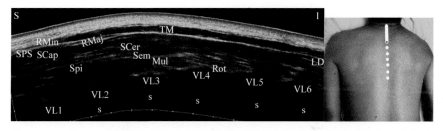

图2-2-16　第1～6胸椎椎板水平间胸椎椎板及其旁肌肉、骨骼纵切宽景成像声像图

注：VL（1～6）.第1～6胸椎椎板；s.声影；TM.斜方肌；RMin.小菱形肌；RMaj.大菱形肌；SPS.上后锯肌及腱膜；SCap.头夹肌；SCer.颈夹肌；Spi.棘肌；Sem.半棘肌；Mul.多裂肌；Rot.回旋肌；LD.背阔肌；S.上；I.下

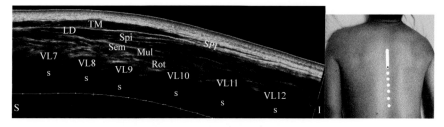

图2-2-17　第7～12胸椎椎板水平间胸椎椎板及其旁肌肉、骨骼纵切宽景成像声像图

注：VL（7～12）.第7～12胸椎棘突；s.声影；TM.斜方肌；LD.背阔肌；SPI.下后锯肌及腱膜；Spi.棘肌；Sem.半棘肌；Mul.多裂肌；Rot.回旋肌；S.上；I.下

2-2-18）。

10.受检者取俯卧位、双手置于身体两侧、掌心向内、平行放置。将高频超声探头置于胸1～12后正中旁2～3cm处纵切，采用宽景成像，显示第1～6胸椎横突水平间胸椎横突及相邻结构纵切宽景成像声像图，第7～12胸椎横突水平间胸椎横突及相邻结构纵切宽景成像声像图。第1～6胸椎横突水平间胸椎横突及相邻结构纵切宽景成像声像图结果显示：第1～6胸椎旁胸椎横突横断面为半弧形强回声后伴声影，横突浅方肌肉从浅至深依次为：斜方肌、小菱形肌、大菱形肌、上后锯肌、颈夹肌、棘肌（头棘肌、颈棘肌及胸棘肌）、半棘肌（头半棘肌、颈半棘肌及胸半棘肌）、多裂肌、回旋肌，肋头呈强回声后方伴宽声影（图2-2-19）；第7～12胸椎横突水平间胸椎横突及相邻结构纵切宽景

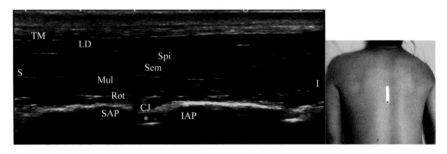

图2-2-18　第7、8胸椎上、下关节突及其关节、毗邻肌肉纵切声像图

注：SAP.第7胸椎下关节突；IAP.第8胸椎上关节突；CJ.关节突关节（星号所示）；TM.斜方肌；LD.背阔肌；Spi.棘肌；Sem.半棘肌；Mul.多裂肌；Rot.回旋肌；S.上；I.下

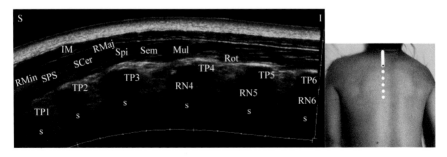

图2-2-19　第1～6胸椎横突水平间胸椎横突及相邻结构纵切宽景成像声像图

注：TP（1～6）.第1～6胸椎横突；RN（4～6）.第4～6肋颈；s.声影；TM.斜方肌；RMin.小菱形肌；RMaj.大菱形肌；SPS.上后锯肌；SCer.颈夹肌；Spi.棘肌；Sem.半棘肌；Mul.多裂肌；Rot.回旋肌；S.上；I.下

成像声像图结果显示：第7～12胸椎旁胸椎横突横断面为半弧形强回声后伴声影，横突浅方肌肉从浅至深依次为：斜方肌、背阔肌、下后锯肌、棘肌（胸棘肌）、半棘肌（胸半棘肌）、多裂肌、回旋肌，肋颈呈强回声后方伴宽声影（图2-2-20）。

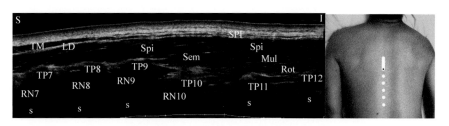

图2-2-20　第7～12胸椎横突水平间胸椎横突及相邻结构纵切宽景成像声像图

注：TP（7～12）.第7～12胸椎横突；RN（7～10）.第7～10肋颈；s.声影；TM.斜方肌；LD.背阔肌；SPI.下后锯肌；Spi.棘肌；Sem.半棘肌；Mul.多裂肌；Rot.回旋肌；S.上；I.下

11.受检者取俯卧位，双手置于身体两侧、掌心向内、平行放置。将高频超声探头置于胸椎横突与肩胛骨内侧缘之中间纵切，采用宽景成像，显示第1～6肋骨水平间肋骨及其毗邻肌肉、骨骼纵切宽景成像声像图，第7～12肋骨水平间肋骨及其毗邻肌肉、骨骼纵切宽景成像声像图。将高频探头置于第4、5肋间水平间纵切，运用彩色血流多普勒成像模式，显示肋间血管与神经声像图。第1～6肋骨水平间肋骨及其毗邻肌肉、骨骼纵切宽景成像声像图结果显示：第1～6肋骨横断面为半弧形强回声后伴声影，肋骨浅方肌肉从浅至深依次为：斜方肌、肩胛提肌、小菱形肌、大菱形肌、上后锯肌、最长肌（头最长肌、颈最长肌及胸最长肌）、肋间肌（图2-2-21）；第7～12肋骨水平间肋骨及相邻

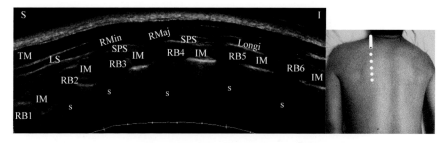

图2-2-21　第1～6肋骨水平间肋骨及其毗邻肌肉、骨骼纵切宽景成像声像图

注：RB（1～6）.第1～6肋骨横断面；s.声影；TM.斜方肌；LS.肩胛提肌；RMin.小菱形肌；RMaj.大菱形肌；SPS.上后锯肌；Longi.最长肌；IM.肋间肌；S.上；I.下

结构纵切宽景成像声像图结果显示：第7～12肋骨横断面为半弧形强回声后伴声影，肋骨浅方肌肉从浅至深依次为：斜方肌、背阔肌、下后锯肌、最长肌（胸最长肌）、肋间肌（图2-2-22）；第4、5肋间水平间肋间血管与神经纵切声像图结果显示：第4、5肋骨横断面为半弧形强回声后伴声影，肋骨旁肌肉从浅至深依次为：斜方肌、大菱形肌、最长肌（头最长肌、颈最长肌及胸最长肌）、肋间外肌，肋间血管与神经位于肋间内膜与胸内筋膜之间；肋骨的下方，排列从上至下依次为肋间静脉、肋间动脉、肋间神经，胸内筋膜深方为胸膜（图2-2-23）。

12.受检者取俯卧位，双手置于身体两侧、掌心向内、平行放置。将高频超声探头沿肩胛线由冈上至第12胸椎棘突水平纵切，采用宽景成像，显示肩胛线冈上至肩胛下角水平间肌肉、骨骼纵切宽景成像声像

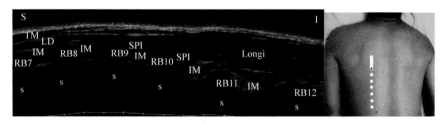

图2-2-22　第7～12肋骨水平间肋骨及相邻结构纵切宽景成像声像图

注：RB（7～12）.第7～12肋骨横断面；s.声影；TM.斜方肌；LD.背阔肌；SPI.下后锯肌；Longi.最长肌；IM.肋间肌；S.上；I.下

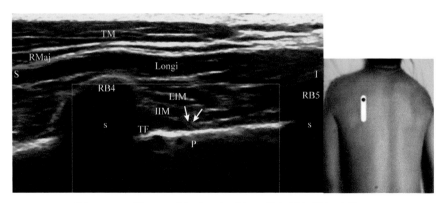

图2-2-23　第4、5肋间水平间肋间血管与神经纵切声像图

注：RB（4～5）.第4、5肋骨横断面；s.声影；TM.斜方肌；RMaj.大菱形肌；Longi.最长肌；EIM.肋间外肌；IIM.肋间内膜；TF.胸内筋膜；P.胸膜，胸膜上的蓝色、红色血流信号分别为肋间静脉、肋间动脉，肋间动脉下方为肋间神经（箭头所示）；S.上；I.下

图，显示肩胛线肩胛下角至第12胸椎棘突水平间肌肉、骨骼纵切宽景成像声像图。肩胛线冈上至肩胛下角水平间肌肉、骨骼纵切宽景成像声像图结果显示：肩胛骨、肩胛冈为线样强回声，冈上肌肉为斜方肌及其深面的冈上肌，冈下肌肉为冈下肌及大圆肌（图2-2-24）；肩胛线肩胛下角至第12胸椎棘突水平间肌肉、骨骼纵切宽景成像声像图结果显示：肩胛下角及肋骨为线样强回声，肌肉由浅至深依次为背阔肌、大圆肌、下后锯肌、髂肋肌（胸髂肋肌及腰髂肋肌）及肋间肌（图2-2-25）。

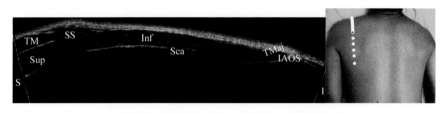

图2-2-24 肩胛线冈上至肩胛下角水平间肌肉、骨骼纵切宽景成像声像图

注：TM.斜方肌；Sup.冈上肌；Inf.冈下肌；TMaj.大圆肌；SS.肩胛冈；Sca.肩胛骨；IAOS.肩胛骨下角；S.上；I.下

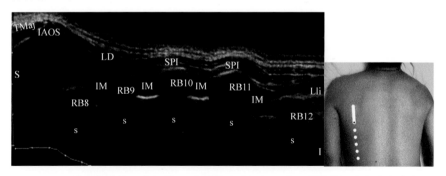

图2-2-25 肩胛线肩胛下角至第12胸椎棘突水平间肌肉、骨骼纵切宽景成像声像图

注：LD.背阔肌；TMaj.大圆肌；SPI.下后锯肌；Lli.髂肋肌；IM.肋间肌；RB（8～12）.第8～12肋骨横断面；IAOS.肩胛骨下角；s.声影；S.上；I.下

13.受检者取俯卧位，双手置于身体两侧、掌心向内、平行放置。将高频超声探头沿腋后线由冈上至第12胸椎棘突水平纵切，采用宽景成像，显示腋后线冈上至第6胸椎棘突水平间的肌肉、骨骼纵切宽景成像声像图，腋后线第6胸椎棘突至第12胸椎棘突水平间的肌肉、骨骼纵切宽景成像声像图。腋后线冈上至第6胸椎棘突水平间的肌肉、骨骼纵切宽景成像声像图结果显示：冈上肌及冈下肌位于三角肌深方，大圆肌及小圆肌位于背阔肌深面，最深方主要为前锯肌及肋间肌，肩胛骨及肋骨显示为强回声（图2-2-26）；腋后线第6胸椎棘突至第12胸椎棘突水平间的肌肉、骨骼纵切宽景成像声像图结果显示：肋骨显示为强回声后伴声影，其浅方肌肉可见背阔肌、大圆肌、前锯肌及肋间肌，深方可见腹腔内脾脏回声（图2-2-27）。

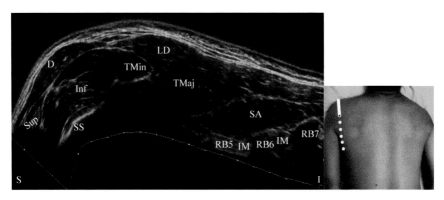

图2-2-26　腋后线冈上至第6胸椎棘突水平间的肌肉、骨骼纵切宽景成像声像图

注：D.三角肌；Sup.冈上肌；Inf.冈下肌；LD.背阔肌；TMin.小圆肌；TMaj.大圆肌；SA.前锯肌；IM.肋间肌；RB（5～7）.第5～7肋骨横断面；S.上；I.下

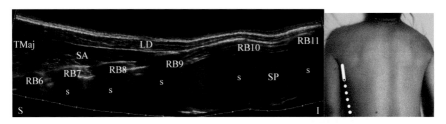

图2-2-27　腋后线第6胸椎棘突至第12胸椎棘突水平间的肌肉、骨骼纵切宽景成像声像图

注：RB（6～12）.第6～12肋骨横断面；s.声影；LD.背阔肌；TMaj.大圆肌；SA.前锯肌；SP.脾脏；S.上；I.下

14.第7、8胸椎横突间横切：受检者取俯卧位，双手置于身体两侧、掌心向内、平行放置。将高频超声探头置于第7、8胸椎横突间横切，显示胸椎旁间隙及毗邻声像图；采用彩色多普勒血流成像模式，显示胸椎旁间隙内肋间后动脉声像图。第7、8胸椎横突间胸椎旁间隙及毗邻横切声像图结果显示：第7胸椎棘突为强回声后伴声影，第7、8胸椎横突旁肌肉从浅至深依次为：斜方肌、背阔肌、竖脊肌（棘肌中的胸棘肌、最长肌中的胸最长肌、髂肋肌中的胸髂肋肌及腰髂肋肌）、半棘肌（胸半棘肌）、多裂肌与回旋肌；胸椎旁间隙内侧为第8胸椎椎板，外侧为肋间外肌、肋间内膜，胸椎旁间隙浅方为肋横突上韧带，深方为壁胸膜（图2-2-28）；第7、8胸椎横突间胸椎旁间隙内的肋间后动脉及毗邻横切声像图结果显示：肋间后动脉位于胸椎旁间隙内，胸椎旁间隙毗邻结构同上（图2-2-29）。

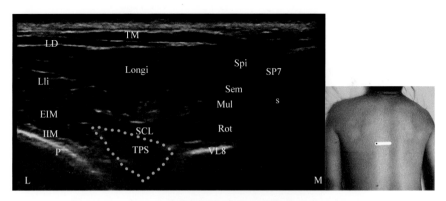

图2-2-28　第7、8胸椎横突间胸椎旁间隙及毗邻横切声像图

注：SP7.第7胸椎棘突；s.声影；TM.斜方肌；LD.背阔肌；Spi.棘肌；Longi.最长肌；Lli.髂肋肌；Sem.半棘肌；Mul.多裂肌；Rot.回旋肌；EIM.肋间外肌；IIM.肋间内膜；SCL.肋横突上韧带；VL8.第8胸椎椎板；P.壁胸膜；TPS.胸椎旁间隙（虚点围成的三角形）；L.外；M.内

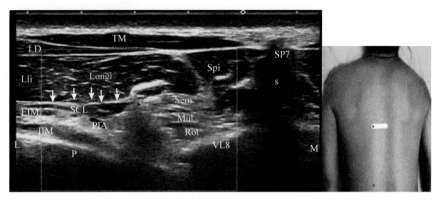

图2-2-29　第7、8胸椎横突间胸椎旁间隙内的肋间后动脉及毗邻横切声像图

注：SP7.第7胸椎棘突；s.声影；TM.斜方肌；LD.背阔肌；Spi.棘肌；Longi.最长肌；Lli.髂肋肌；Sem.半棘肌；Mul.多裂肌；Rot.回旋肌；EIM.肋间外肌；IIM.肋间内膜；SCL.肋横突上韧带（箭头所示）；VL8.第8胸椎椎板；P.壁胸膜；PIA.肋间后动脉（胸椎旁间隙内红色血流）；L.外；M.内

15.第8胸椎横突与肋骨平面横切：受检者取俯卧位，双手置于身体两侧、掌心向内、平行放置。将高频超声探头置于第8胸椎横突及肋骨平面横切，显示肋骨与横突及毗邻声像图。第8胸椎横突与肋骨平面横切声像图结果显示：第7胸椎棘突呈强回声结构，后方伴宽声影，棘突旁线样强回声为第8胸椎椎板，椎板外侧与第8胸椎横突相接，横突外侧为肋骨及肋横突关节与肋横突外侧韧带；第7胸椎棘突旁肌肉从浅至深依次为：斜方肌、背阔肌、竖脊肌（棘肌中的胸棘肌、最长肌中的胸最长肌、髂肋肌中的胸髂肋肌及腰髂肋肌）、半棘肌（胸半棘肌）、多裂肌与回旋肌（图2-2-30）。

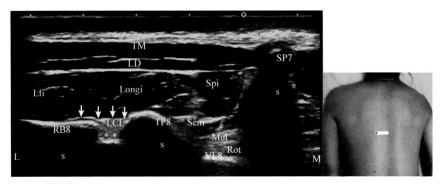

图2-2-30　第8胸椎横突与肋骨平面横切声像图

注：SP7.第7胸椎棘突；s.声影；RB8.第8肋骨；TP8.第8胸椎横突；VL8.第8胸椎椎板；LCL.肋横突外侧韧带（箭头所示）；*.为肋横突关节间隙；TM.斜方肌；LD.背阔肌；Spi.棘肌；Longi.最长肌；Lli.髂肋肌；Sem.半棘肌；Mul.多裂肌；Rot.回旋肌；L.外；M.内

16.第7、8胸椎横突间纵切：受检者取俯卧位，双手置于身体两侧、掌心向内、平行放置。将高频超声探头置于第7、8胸椎横突间纵切，显示胸椎旁间隙、横突及毗邻声像图。第7、8胸椎横突间胸椎旁间隙、横突及毗邻纵切声像图结果显示：第7、8胸椎横突间肌肉从浅方至深方依次为：斜方肌、背阔肌、胸棘肌、胸半棘肌、多裂肌、回旋肌，胸椎旁间隙位于第7、8横突之间、肋横突上韧带深面，肋横突上韧带显示头侧浅足侧深，横突及肋头显示强回声后伴声影（图2-2-31）。

17.肩胛上动脉及肩胛上神经检查方法：受检者坐于检查床上，挺胸背对检查者，双手自然置于胸前。将高频超声探头置于肱骨大结节后方横切，显示关节盂后略向下平行移动然后使声束向头端倾斜，约与横切水平线呈15°～30°，显示呈浅"U"形的冈盂切迹，采用彩色多普勒血流成像，显示位于冈盂切迹内肩胛上动脉的血流信号及肩胛上动脉内侧肩胛上神经横断面声像图，然后再顺时针旋转探头60°～75°，显示肩胛上动脉长轴切面声像图及肩胛上神经长轴切面声像图。冈盂切迹内肩胛上动脉及肩胛上神经横断面声像图结果显示：肩胛上动脉位于浅"U"形的冈盂切迹内，冈盂切迹外侧为肩关节的关节盂与肱骨头，内侧与肩胛骨相延续，肩胛上动脉横切面内侧显示小圆形筛孔状即为肩胛上神经，肩胛上动脉及肩胛上神经横断面浅方肌肉为三角肌后束及冈下肌（图2-2-32）；肩胛上动脉长轴切面声像图结果显示：肩胛上动脉出

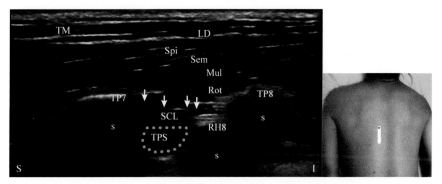

图2-2-31　第7、8胸椎横突间胸椎旁间隙、横突及毗邻纵切声像图

注：TM.斜方肌；LD.背阔肌；Spi.棘肌；Sem.半棘肌；Mul.多裂肌；Rot.回旋肌；TP（7、8）.第7、8胸椎横突；RH8.第8肋头；s.声影；SCL.肋横突上韧带（箭头所示）；TPS.胸椎旁间隙（虚点围成的三角形）；S.上；I.下

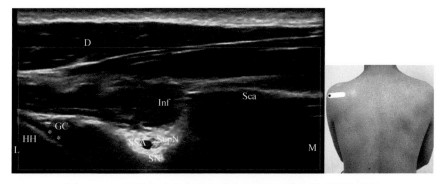

图2-2-32　冈盂切迹内肩胛上动脉及肩胛上神经横断面声像图

注：D.三角肌；Inf.冈下肌；SN.冈盂切迹；GC.关节盂；HH.肱骨头；*.为肩关节腔；SSA.肩胛上动脉（红色血流所示）；SupN.肩胛上神经（虚点围成所示）；Sca.肩胛骨；L.外侧；M.内侧

切迹走行肩胛冈下后方冈下肌深方，呈无回声的管状结构，彩色多普勒可见管腔内动脉血流信号显示，冈下肌浅方可见三角肌后束（图2-2-33）；肩胛上神经长轴切面声像图结果显示：肩胛上神经出切迹后伴肩胛上动脉走行肩胛冈下后方冈下肌深方，呈低回声管状结构，肩胛上神经浅方可见冈下肌及三角肌后束（图2-2-34）。

18.肩胛背动脉及肩胛背神经检查方法：受检者坐于检查床上，挺胸背对检查者，双手自然置于胸前。将高频超声探头置于肩胛冈内侧缘上方横切，显示位于肩胛冈内侧缘上方呈半圆形的肩胛提肌后，采用彩

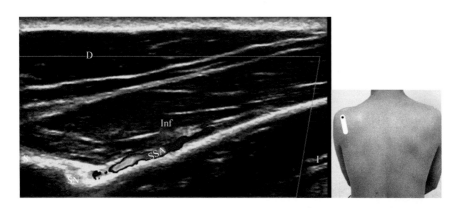

图2-2-33　肩胛上动脉长轴切面声像图

注：D.三角肌；Inf.冈下肌；SN.冈盂切迹；SSA.肩胛上动脉（红色血流所示）；S.上；I.下

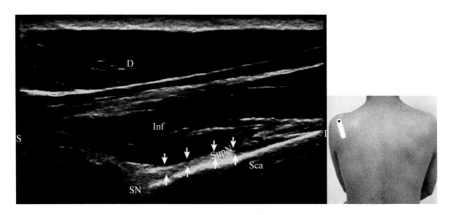

图2-2-34　肩胛上神经长轴切面声像图

注：D.三角肌；Inf.冈下肌；SN.肩胛冈盂切迹；SupN.肩胛上神经（白色箭头所示）；Sca.肩胛骨；S.上；I.下

色多普勒血流成像，显示位于肩胛提肌及小菱形肌深面的肩胛背动脉及肩胛背神经横断面声像图，然后再顺时针旋转探头90°～105°，显示肩胛背动脉长轴切面声像图及肩胛背神经长轴切面声像图。肩胛提肌及小菱形肌深面肩胛背动脉及肩胛背神经横断面声像图结果显示：肩胛背动脉横切面内侧显示伴行的肩胛背神经，肩胛背动脉及肩胛背神经位于肩胛提肌与小菱形肌深方，最浅层的肌肉为斜方肌（图2-2-35）；肩胛背动脉长轴切面声像图结果显示：斜方肌位于肩胛提肌浅方，肩胛背动脉位于肩胛提肌深方，呈无回声的管状结构，彩色多普勒可见管腔内动脉血流信号显示（图2-2-36）；肩胛背动脉长轴切面声像图结果显示：肩胛背神经位于肩胛提肌深方，呈低回声的管状结构，斜方肌位于肩胛提肌浅方，第2、3肋骨横断面显示为半弧形线样强回声（图2-2-37）。

　　19.旋肩胛动脉及胸背检查方法：受检者坐于检查床上，挺胸背对

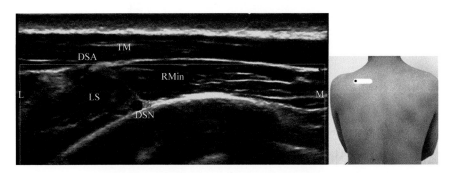

图2-2-35　肩胛提肌及小菱形肌深面肩胛背动脉及肩胛背神经横断面声像图

注：TM.斜方肌；LS.肩胛提肌；RMin.小菱形肌；DSA.肩胛背动脉（红色血流）；DSN.肩胛背神经（绿点围成所示）；L.外侧；M.内侧

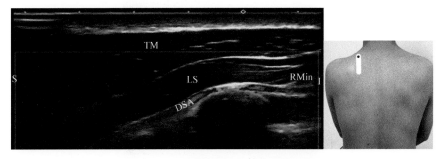

图2-2-36　肩胛背动脉长轴切面声像图

注：TM.斜方肌；LS.肩胛提肌；RMin.小菱形肌；DSA.肩胛背动脉（红色血流）；S.上；I.下

检查者，双手自然置于胸前。将高频超声探头置于腋窝后襞腋后线上呈外上内下斜切（与矢状线呈60°～70°），显示腋后襞背阔大圆肌复合体及肩胛下肌后，采用彩色多普勒血流成像，显示位于肩胛下肌表面肩胛下动脉动横断面声像图后，然后再顺时针旋转探头50°～65°，显示肩胛下动脉长轴及其分支即旋肩胛动脉短轴与胸背动脉长轴切面声像图，显示旋肩胛动脉短轴后再逆时针旋转探头45°～60°，显示旋肩胛动脉长轴切面声像图。肩胛下动脉长轴及其分支即旋肩胛动脉与胸背动脉切面声像图结果显示：肩胛下动脉自腋动脉发出后，走行于肩胛下肌浅方，背阔肌及大圆肌的深方，向下后走行分出旋肩胛动脉及胸背动脉，呈无回声的管状结构，彩色多普勒可见管腔内动脉血流信号显示（图2-2-38）；旋肩胛动脉长轴切面声像图结果显示：旋肩胛动脉出

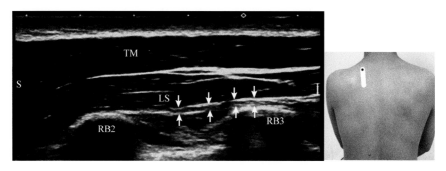

图2-2-37　肩胛背神经长轴切面声像图

注：TM.斜方肌；LS.肩胛提肌；RB2.第2肋骨横断面；RB3.第3肋骨横断面；白色箭头所示为肩胛背神经；S.上；I.下

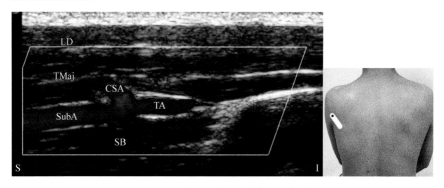

图2-2-38　肩胛下动脉长轴切面声像图

注：LD.背阔肌；TMaj.大圆肌；SB.肩胛下肌；SubA.肩胛下动脉；CSA.旋肩胛动脉；TA.胸背动脉；S.上；I.下

三边孔后，沿小圆肌表面向内侧走行，呈无回声的管状结构，彩色多普勒可见管腔内动脉血流信号显示，小圆肌深方为肩胛骨外侧缘（图2-2-39）。

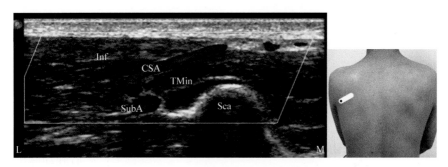

图2-2-39 旋肩胛动脉长轴切面声像图

注：TMin.小圆肌；Inf.冈下肌；Sca.肩胛骨；CSA.旋肩胛动脉；SubA.肩胛下动脉；L.外侧；M.内侧

20.受检者坐于检查床上，挺胸背对检查者，受检侧手自然放于胸前。将高频探头置于第5胸椎水平肩胛骨内侧缘处横切，显示斜方肌与肩胛骨重叠声像图后向下平移追踪至斜方肌与肩胛骨相交处为听诊三角上角声像图；将高频探头置于第6胸椎水平纵切，显示斜方肌与背阔肌重叠声像图后向外侧平移追踪至斜方肌与背阔肌相交处为听诊三角内角声像图；将高频探头置于肩胛下角水平纵切，显示背阔肌与肩胛骨前后重叠声像图后向内侧平移追踪至背阔肌与肩胛骨内侧缘相交处为听诊三角外角声像图；将高频探头置于第6肋间水平横切，显示听诊三角底及深方结构声像图。肩胛骨内侧缘听诊三角上角横切面声像图结果显示：听诊三角上角为肩胛内侧缘与斜方肌外侧缘的相交处，其旁肌肉依次从浅至深依次为大菱形肌、髂肋肌（颈髂肋肌及胸髂肋肌）、肋间肌及胸膜（图2-2-40）；第6胸椎棘突水平听诊三角内角纵切面声像图结果显示：听诊三角内角为斜方肌外侧缘与背阔肌上缘相交处，其深方肌肉依次可见髂肋肌（颈髂肋肌及胸髂肋肌）、肋间肌及胸膜（图2-2-41）；肩胛骨下角内侧水平听诊三角外角纵切声像图结果显示：听诊三角外角为肩胛骨内侧缘与背阔肌上缘相交处，并可见位于冈下窝的冈下肌（图2-2-42）；第6肋间水平听诊三角底部横切声像图结果显示：听诊三角外侧为肩胛骨内侧缘，内侧为斜方肌外侧缘及髂肋肌（颈髂肋肌及胸髂肋肌），底部为脂肪组织、筋膜、第6肋间肌及胸膜（图2-2-43）。

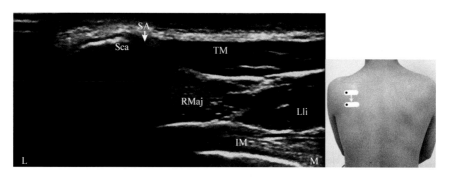

图2-2-40 肩胛骨内侧缘听诊三角上角横切面声像图

注：Sca.肩胛骨内侧缘；TM.斜方肌；SA.听诊三角上角（箭头所示）；RMaj.大菱形肌；Lli.髂肋肌；IM.肋间肌；L.外侧；M.内侧

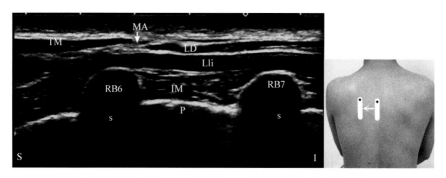

图2-2-41 第6胸椎棘突水平听诊三角内角纵切面声像图

注：TM.斜方肌；LD.背阔肌；MA.听诊三角内角（箭头所示）；Lli.髂肋肌；IM.肋间肌；P.胸膜；RB（6、7）.第6、7肋骨；s.声影；S.上；I.下

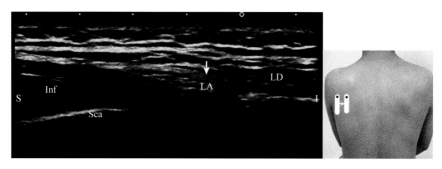

图2-2-42 肩胛骨下角内侧水平听诊三角外角纵切声像图

注：LD.背阔肌；LA.听诊三角外角（箭头所示）；Inf.冈下肌；Sca.肩胛骨；S.上；I.下

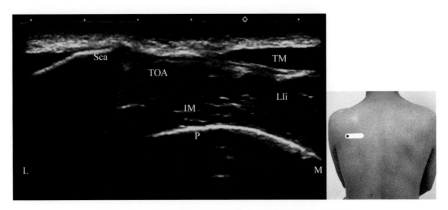

图2-2-43　第6肋间水平听诊三角底部横切声像图

注：Sca.肩胛骨内侧缘；TOA.听诊三角内脂肪；TM.斜方肌；Lli.髂肋肌；IM.肋间肌；P.胸膜；L.外侧；M.内侧

（陈一武　鄂占森）

第三节　高频超声在胸背部肌骨的应用

　　自肌肉骨骼超声在运动医学领域应用以来，越来越受到相关临床学科的重视。目前国内、外应用高频超声检查肌骨的报道很多，主要集中在四肢的关节、关节间及外周神经方面，而对于胸背肌骨高频超声检查及应用的研究较少。如Bianchi S等研究了关节内部结构及四肢关节的各种疾病超声特点；Wu S等认为高频超声能对四肢软组织损伤、贝克囊肿和神经纤维瘤做出正确诊断；Lee JY等阐述了肘部及肘周围良性肿瘤的超声表现；Navarro OM在儿童的软组织肿块一文中，阐明超声是儿童体表软组织肿块最主要的影像学诊断方法，尤其对一些表浅的小肿块和表面损伤，有明确的诊断意义；Gerber C等研究了使用实时超声成像显示正常与异常冈上肌肌腱功能；徐文中等系统地对手和腕部的基础解剖超声扫查和声像图及各种常见病变进行了综述，突出了高频超声在手和腕部的应用价值；张颖等对高频超声检查足和踝部常见病变的诊断进行了分类综述；赵新宇等综述了前臂超声检查的研究进展、超声前臂检查的优点、前臂的正常解剖声像图及病变声像图的诊断与鉴别诊断。采用高频线阵探头宽景成像易于分析病灶与周边正常组织的关系，确定病变周边重要器官是否受累，测量病灶大小和范围。许小华等认为高频超声对冈上肌钙化性病变的检查准确、敏感，对临床选择治疗方式具有重要参考价值。当一个病人以胸背部局部肿胀就诊的时候，超声可以作为首选的影像学检查工具，来确定肿块是否存在，并且定位肿块，用以区分囊性或实质性肿块，可以从大小、数目、边界、血管分布等方面描述，并明确肿块与相邻结构的解剖关系。现就高频超声检查胸背部肌骨的常见病变进行综述。

一、非肿瘤性病变

1.感染性病变

（1）皮肤和软组织化脓性感染：胸背部蜂窝织炎患者通常表现为病变区肿胀、发红和疼痛并可能有相应的发热。蜂窝织炎声像图表现有皮肤弥漫性的高回声和皮下组织增厚伴有软组织内鹅卵石样回声表现和无回声条带，多普勒血流图可见软组织充血。脓肿声像图上可以表现为无回声、低回声，或者高回声，或者混合性回声，内部高回声代表气泡或者纤维和白细胞聚集，也可见分隔。脓肿的边界可以清晰或者模糊，也可以是厚壁的稍强回声边缘，探头实时加压，可显示积液内等回声或者高回声漂荡；CDFI显示脓肿的边缘血流信号增加，积液内无血流信号显示。

（2）肌炎及腱鞘炎：发生在胸背部肌炎很少报道，而国内关于肩袖肌腱炎报道较多，尤其以冈上肌钙化性肌腱炎多见。肌炎是指肌纤维及肌纤维之间结缔组织发生的炎症。外伤性肌炎是临床上最多见的类型，常由开放性与非开放性损伤引起。化脓性肌炎声像图上早期表现为局限性的肌肉水肿增厚伴有肌纤维的扭曲变形，其旁可见边界不清的低回声液性区，CDFI可见其炎性区血流信号较丰富；晚期有肌肉内脓肿形成，与软组织脓肿一样。如果水肿发炎的肌肉内发现气体，提示厌氧菌脓肿形成。王金锐等描述了脓肿形成时，肿块中间表现为液性暗区，其内可见强回声碎片漂浮。感染性腱鞘炎常由金黄色葡萄球菌、链球菌和播散性的淋球菌感染所致。腱鞘炎时，超声上表现为受累肌腱增粗，腱鞘内积液、腱鞘内及周围组织充血、慢性期多有肌腱周围滑膜增殖且不可压缩性，并可见肌腱内强回声钙化伴声影，多普勒成像在腱鞘周围炎症区的血流信号增多。

2.损伤性病变

（1）皮下血肿：胸背部皮下血肿是由于种种外力作用，导致血管破裂、溢出的血液分布于周围组织间，形成充满血液的腔洞。超声检查血肿可以表现为等回声、高回声或者无回声，边界清晰或不清晰，血肿内的高回声碎屑代表小的凝血块，长时间的出血逐渐变成无回声，彩色多普勒血肿区没有血流信号。

（2）肌肉及肌腱损伤：胸背部肌肉损伤以砍伤及牵拉伤多见，后者多位于肌纤维的中心腱附着部（肌肉肌腱连接处），以冈上肌多见。超声上部分断裂显示部分不连续的肌肉纤维断裂伴被损伤周围区域血管增多和肌肉肌腱连接处肌纹理消失的改变。完全断裂显示全层不连续的肌肉纤维断裂伴血肿，肌肉血肿常可表现为肌内血肿、肌间血肿及筋膜下血肿。断裂肌肉末端的回缩也能使诊断更明显，超声在动态观察肌肉回缩的程度及肌肉撕裂的范围上具有优势。轻微肌腱损伤超声上可表现为正常回声的肌腱纤维结构消失，代之以边界不清的低回声区，彩色多普勒或能量多普勒可以显示其新生血管生成区血流信号；部分肌腱断裂表现为肌腱表面或内部的局限性低回声或无回声区；完全的肌腱断裂表现全层的肌腱断裂伴断裂边缘的肌腱回缩和断裂区的血肿。值得注意的是扫描肌腱时要确保声束与肌腱结构垂直以尽可能地获取其平面图像，避免各向异性的发生。肌肉及肌腱损伤后血肿形成的声像图具有可变性，急性或亚急性血肿相对于周围的肌肉组织是高回声，而陈旧液化的血肿则逐渐变为低回声，更复杂的甚至是无回声。有学者报道血肿急性期呈低回声，随着内部成分的改变血肿的回声可有不同程度的回声增强。

（3）骨化性肌炎：胸背部骨化性肌炎常发生在外伤后，大多数发生在肌肉与骨连接部。骨化性肌炎的高频超声早期表现为不均匀低回声肿块，边缘清晰；后期表现为不连续的壳状强回声或不规则点片状强回声，表面光滑或凹凸不平，其后方可见声影，后缘边界示不清，未完全骨化者周围可见低回声带。CDFI表现为：低回声区内可探及少量斑点状动脉血流信号，周边无血流信号。与邻近骨骼界线清楚，邻近骨皮质者，可有轻度骨膜反应性增厚。Akira Okayoma 等认为，超声对检查早期复发的骨化性肌炎及区分恶性肿瘤是极为有效的手段。

（4）神经损伤：神经创伤由牵拉、挫伤和穿通伤所引起，可单独发生或联合发生。胸背部神经损伤以肩胛上神经为主，其他胸背部神经损伤罕见报道，Warner等阐述了肩胛切迹是肩胛上神经易损伤的好发部位，冈上肌腱和冈下肌腱移动超过3cm时肩胛上神经便会遭到损伤。部分损伤可能有神经撕裂、神经纤维束中断及回缩，超声表现为波浪状走行，伴有神经外膜不连续的迹象；完全撕裂超声表现为神经的均匀的连续性中断，可出现断端的回缩与断裂间的无回声或低回声血肿；创伤性神经瘤表现为与断端神经边缘相连续的小的低回声团块。总体来说，对于神经创伤，超声有助于提供关于神经损伤水平和严重性的信息。对术后病例，超声可对于手术后神经修复提供可靠的评价。

（5）异物及异物肉芽肿：胸背部异物较常见，但在超声上极少见报道。常有金属、木质、玻璃、岩石和硬塑料、软塑料和橡胶等异物，超声不仅可显示异物大小，还可显示其形状、回声及距体表距离，并能在术前、术中给予定位。超声医生可以精确定位胸背部异物与周围结构的关系，如血管、神经、肌腱、软骨和骨性结构。异物肉芽肿是异物周围软组织的炎性反应，常表现为肉芽组织及脓液形成。声像图上，肉芽组织和脓液可在异物周围产生低回声区，CDFI肉芽组织内可显示血流信号。孟彬等认为高频超声可清晰显示浅表软组织异物的数量、位置、大小及形态，明确异物与周围软组织的关系，诊断准确率高，定位精确，极具临床应该价值。Saboo SS等认为在诊断软组织的异物方面，高分辨率超声是一个非常敏感的工具，它还可以帮助外科医生去除异物提供准确定位。

二、肿瘤性病变

1.上皮组织肿瘤　胸背部上皮样组织肿瘤以良性表皮样囊肿多见，而恶性上皮癌则罕见。表皮样囊肿是起源于真皮毛囊或真皮下，由残留皮肤表皮细胞层而形成的肿瘤。胸背部表皮样囊肿超声常表现为皮下椭圆形或类圆形团块，边界清楚，有明亮完整包膜，形态规则；内部回声根据其所含内容而出现不同回声，而以分布均匀的细弱低回声光点为主，CDFI在其内未见明显血流显示。表皮样囊肿破裂或伴感染时，包膜不完整或边缘不规则，周边见少许血流信号。洪敏等认为在检查过程中加压探头可见肿物形态及内部回声发生改变，可有"漂浮"感。

2.间叶组织肿瘤

（1）良性：①脂肪瘤是脂肪代谢性疾病，所以身体富含脂肪的部位均为脂肪瘤好发部位。其中以肩、背、上臂、臀部和膝关节处多见。典型胸背部皮下脂肪瘤超声表现显示为椭圆形或圆形，边界清晰，有包膜，内部回声多样，取决于肿瘤内纤维组织的多少，一般为比周围脂肪稍高的回声团块，内部多无彩色血流信号。部分可见与皮肤平行的短线性条纹和典型的可压缩性，这个特征能够增加声像诊断的信心。血管脂肪瘤、纤维脂肪瘤及纤维血管脂肪瘤的回声变化较大，它们的回声与脂肪组织和结缔组织的多少有关，脂肪组织和结缔组织越多，回声越强；反之，较低。胡夏荣等报道了一例右肩背部肌层移动性脂肪瘤并认为有助于丰富和完善脂肪瘤的研究内容。②弹性纤维瘤是一种在背部较常见的良性软组织肿瘤，多发于50岁以上老年人，通常位于肩胛下区的前锯肌和背阔肌之间。该瘤生长缓慢，形状不规则或呈椭圆形，其长径与受累肌纤维方向一致，与侵犯肌肉的纵向较固定，而横向稍能移动，与皮肤无粘连。若混有其他成分，则成为纤维肌瘤、纤维腺瘤、纤维脂肪瘤等。超声的主要特点是皮下单一的椭圆形肿块，边界清晰，表面光滑，没有明确包膜，后方回声无明显改变，内部回声不均匀，表现为条索样高低回声相间的团块，结合其病理特点考虑强回声为团块中灶状分布的脂肪组织，而穿行其中的低回声为粗大的弹性纤维，其增生程度的不同可导致出现数量不等的条带状结构。此特点应视为弹性纤维瘤的特征性表现，有助于与其他软组织肿瘤相鉴别，彩色显示可见少许血流信号或无血流信号。③血管瘤是指发生于血管组织的一种良性肿瘤，是由于血管组织的错构，瘤样增生而形成。胸背部血管瘤超声上以海绵状血管瘤及蔓状血管瘤多见，常表现为肿块大多形态不规则，边界模糊或欠清晰，没有明显包膜，内部可呈不规则无回声或低回声或网状及蜂窝状结构回声，部分病灶内可见大小不等强回声光团的静脉石，后伴声影。彩色多普勒血流检查显示瘤体内有不规则红蓝相间血流信号，脉冲多普勒检测血流性质为连续性静脉血流频谱。加压试验：加压探头时，瘤体内血流信号减弱，以蓝色为主。减压时瘤体内血流信号增多，以红色为主。对于肿块内部血流信号较多时，超声加压试验对诊断有重要帮助。牛卫东等认为超声压力试验是诊断软组织海绵状血管瘤的一种便捷、有效的方法，其超声表现具有特征性，超声可作为胸背部软组织海绵状血管瘤的首选影像学检查方法。

（2）恶性：①脂肪肉瘤是一种起源于脂肪母细胞向脂肪细胞分化的间叶细胞肿瘤，多见于中老年患者。胸背部脂肪肉瘤比较少见，超声表现为形态不规则，边界欠清或不清，无完整包膜，与周围组织分界不清，内部回声较小者以实性中等细小光点为主，较大者回声极其不均，可出现片状或条索状的弱回声暗区，实性区内密集的增强回声光点较少，发生坏死、出血可见不规则的无回声区。脂肪肉瘤血流信号不丰富。邻近骨骼的圆形细胞性脂肪肉瘤，易侵犯或发生骨转移。脂肪肉瘤探头加压扫查，肿瘤变形不明显。②纤维肉瘤最好发于大腿，其次为躯干及其他四肢骨。胸背部纤维肉瘤绝大多数位于浅筋膜的深层，超声表现为纤维肉瘤边界清楚，形态常不规则或分叶状，内部回声小的肿瘤以低回声为主，大的内部回声不均匀，易侵入深层组织，不发生钙化。邻近骨骼者，可侵犯骨皮质致其回声缺损、中断，CDFI显示纤维肉瘤内血流信号丰富。

3.神经组织肿瘤

（1）神经鞘瘤起源于神经鞘膜施万（Schwann）细胞，位于神经鞘内呈偏心性、沿神经长轴方向生长。国内外文献多以个例或某个部位神经鞘瘤的超声表现进行描述，而对于胸背部神经鞘瘤少有报道，神经鞘瘤声像图表现为偏心性卵圆形肿块，边界清楚，边缘光滑完整，有包膜，内部为低回声，也可呈囊实混合或囊性回声（即肿瘤发生坏死出血时），后方回声无变化或稍增强，彩色多普勒显示肿块内可见较丰富的血流信号，部分肿块内未见或仅见少许血流信号；鼠尾征是神经鞘瘤声像图特征性改变，有文献资料报道如果能在肿瘤长轴两端发现有低回声的神经相连，则多能明确是来源于神经的肿瘤。

（2）神经纤维瘤分为弥漫性神经纤维瘤和单发神经纤维瘤两种，当神经纤维瘤多发或伴发全身其他系统疾病时，称为神经纤维瘤病，其中神经纤维瘤病I型蔓丛型好发于躯干部及上肢。单个神经纤维瘤可表现为长轴显示为梭形状，横轴呈靶环征或同心圆样改变，大的肿物可含有钙化点和内部囊性变性改变。弥漫型神经纤维瘤病，其肿瘤数目常不可计数，超声显示病变区域皮下组织及脂肪层明显增厚，其内可见呈细条索样、结节样低回声的肿瘤组织，边界不清或不明显。

三、胸背部介入超声的应用

1.超声介入技术　作为现代超声医学的一个分支，其主要特点是在超声的监视或引导下，完成各种穿刺活检、X线造影及抽吸、插管、注药治疗等操作。胸背部超声介入主要用于肌肉血肿的穿刺抽吸；钙化性肌腱炎的穿刺治疗；肌腱变性的割腱术治疗；以及胸背部各种肿物的活检介入。超声引导图像定位被应用以后，医生可以实时显示进入的针尖的位置，从而确保能将针精确地放入想要的位置。在超声引导下，整个操作程序简单、安全，能有效地避开神经、血管、肌腱和其他的一些重要结构，可以有效地提高穿刺的安全性及成功率。

2.椎旁神经阻滞术　胸椎旁间隙是脊柱两侧的楔形解剖腔隙，后壁是上位肋横韧带，前面是壁胸膜，内侧是椎间盘和椎间孔，外侧是肋间内膜后缘。胸内筋膜将胸椎旁间隙分隔成两个潜在的筋膜腔隙。每个胸椎旁间隙包含肋间神经（脊神经）、肋间神经的背支、肋间神经的腹支、交通支和交感干。胸椎旁间隙向内可通过椎间孔与硬膜外腔相通，向外通过横突顶端与肋间隙相通。左右两椎旁间隙可通过椎体前及硬膜外腔与对侧相通。胸椎旁神经阻滞术是将局麻药物注射在出椎间孔的脊神经附近（椎旁间隙）从而阻滞该侧的运动、感觉和交感神经，达到同侧躯体麻醉效果的一种方法。以前的神经阻滞术是治疗医师根据体表标志或在X线引导下进行，X线缺乏软组织的解剖层次及与周围组织关系的信息使得穿刺操作具有一定的盲目性，常会损伤穿刺部位相邻近的血管或脏器，从而会引起严重并发症。由于超声能够清晰地显示外周神经及其主要分支的解剖结构，利用实时超声引导能够清晰显示绝大部分外周神经及其周围的解剖结构。这就使超声引导下的神经阻滞术能够做到高度特异性和选择性。超声同时还能够实时显示穿刺针的位置，从而大大提高了穿刺的准确性，一方面获得了更佳的治疗效果，另一方面也极大地减少了并发症的发生。田玉科等与Samer N.Narouze等详细地介绍了超声引导下胸背部椎旁神经阻滞的准备工作、体位要求及超声图像特征等操作技术，对普及超声引导下神经阻滞术起到了积极的促进作用。

四、皮瓣方面应用

背阔肌是一种羽状肌，薄而宽大，覆盖面积比较广，背阔肌皮瓣具有皮瓣血管分布恒定、供吻接的胸背动静脉外径较粗，移植皮瓣的血管蒂可较长，可供移植的皮肤面积大等优点，特别适合于缺损的创面修复。随着彩色多普勒超声技术的不断发展，超声血管探查具有无创、无放射性且重复性好，可以在术前准确判定选择皮瓣的适应证等优点。

彩色多普勒高分辨率探头可以实时显像胸背动脉的起源、走向、分支、有无狭窄、血栓及先天变异及移植皮瓣吻合血管血流通畅情况，提供血流动力学定量指标和胸背动脉内径、流速、阻力指数、搏动指数等，可以应用胸背动脉穿支皮瓣的术前检测及术后监测。Veber M等使用背阔肌皮瓣移植进行乳房重建这种技术可以用于立即或延迟自体乳房重建，尤其适用于双边乳房重建，移植并发症少，术后恢复快。陈方红等认为多普勒超声检测胸背动脉为临床提供了一个可靠、直观、无创的了解背阔肌皮瓣血供的方法，同时提出了正常人胸背动脉的血流参数值。

综上所述，高频超声检查非常适合胸背部肌肉骨骼系统检查，能够显示正常胸背部皮下组织、肌肉、肌腱、血管、神经和骨表面结构及解剖位置的关系。高频超声不仅具有高的分辨率，并且其检查具有价廉、无创和准确性高的特点。高频超声在胸背部肌骨病变影像学的诊断、密切随访和超声引导介入治疗等方面，有着重要的临床应用价值。

[陈一武　王晓刚　施晓琳　姜　辉（综述）　鄂占森（审校）]

主要参考文献

［1］Bianchi S，Martinoli C，Bianchi-Zamorani M，et al.Ultrasound of the joints［J］. Eur Radiol，2002，12（1）：56-61.

［2］Wu S，Tu R，Liu G，et al. Role of ultrasound in the diagnosis of common soft tissue lesions of the limbs［J］.Ultrasound Q，2013，29（1）：67-71.

［3］Lee JY，Kim SM，Fessell DP，et al.Sonography of benign palpable masses of the elbow［J］.J Ultrasound Med，2011，30（8）：1113-1119.

［4］Navarro OM.Soft tissue masses in children［J］.Radiol Clin North Am，2011，49（6）：1235-1259.

［5］Gerber C，Zubler V，Hodler J，et al.Dynamic imaging and function of partial supraspinatus tendon tears［J］.Arthroscopy，2011，27（9）：1180-1186.

［6］徐文中.高频超声在手和腕部疾病诊断中的应用［J］.医学综述，2010，16（1）：121-124.

［7］张颖，柳展梅，吕海霞，等.高频超声在足及踝部疾病诊断中的应用［J］.医学综述，2011，17（6）：855-857.

［8］赵新宇，陈敏，徐文中（综述），等.超声在前臂病变诊断中的应用进展［J］.医学综述，2010，16（1）：125-127.

［9］赵新宇，陈敏（综述），鄂占森（审校）.宽景超声成像技术临床应用的研究［J］.医学综述，2008，14（8）：1257-1259.

［10］许晓华，李皓，朱伟民，等.冈上肌钙化性肌腱炎的高频超声诊断价值［N］.南昌大学学报（医学版），2012，52（6）：100-101.

［11］Chau CL，Griffith JF.Musculoskeletal infections：ultrasound appearances［J］.Clin Radiol，2005，60（2）：149-159.

［12］王金锐，刘吉斌.肌肉骨骼系统超声影像学［M］.北京：科学技术出版社，2007：142-176.

［13］Stevic R，Masulovic D.Ultrasound diagnostics of muscle and tendon injuries［J］.Srp Arh Celok Lek，2009，137（11-12）：647-652.

［14］曲绵域，于长隆.实用运动医学.第4版［M］.北京大学医学出版社，2007：634-635.

［15］Tok F，Ozcakar L，De Muynck M，et al.Musculoskeletal ultrasound for sports injuries［J］.Eur J Phys Rehabil Med，2012，48（4）：651-663.

［16］Demir MK，Beser M，Akinei O.Case 118：Proliferative myositis［J］.Radiology，2007，244（2）：613-616.

［17］李镇超，谭宇顺，唐荣德.高频彩色多普勒超声对局限性骨化性肌炎的诊断和鉴别诊断价值［J］.中国超声医学杂志，2012，28（2）：174-176.

［18］Akira okayama，Hiroyuki Futani，Fumiyasu kyo，et al. Usefulness of ultrasonography for early recurrent myositis ossificans［J］.Journal of orthopaedic science March，2003，8（2）：239-242.

［19］Warner JP，Krushell RJ，Masquelct A，et al.Anatomy and relationships of the suprascapular nerve：anatomical constraints to mobilization of the supraspinatus and infrapinatus muscles in the management of massive rotator-cuff tears［J］.J Bone and Joint Sung（Am），1992，74（1）：36-45.

［20］Kara M，Ozcakar L，De Muynck M，et al.Musculoskeletal ultrasound for peripheral nerve lesions［J］.Eur J Phys Rehabil Med，2012，48（4）：665-674.

［21］孟彬，金惠红，徐明民，等.高频超声诊断及定位浅表软组织异物的应用价值［J］.现代实用医学，2011，23（12）：1354-1355.

［22］Saboo SS，Saboo SH，Soni SS，et al.High-resolution sonography is effective in detection of soft tissue foreign bodies：experience from a rural Indian center［J］.J Ultrasound Med，2009，28（9）：1245-1249.

［23］洪敏，李云亭.体表表皮样囊肿的超声诊断分析［J］.现代实用医学，2012，24（9）：1025-1026.

［24］Danzi M，Grimaldi L，Reggio S，et al. Giant atypical lipoma of the thigh. Case report and literature review［J］.G Chir，2010，31（3）：108-111.

［25］胡夏荣，王在国，邓庆丰，等.右肩背部肌层下移动性脂肪瘤1例报道［J］.肿瘤预防与治疗，2008，3：339.

［26］江凌，崔立刚，王金锐，等.弹力纤维瘤的声像图表现及其病理基础［J］.中国医学影像技术，2008，24（9）：1442-1444.

［27］张爱红，宋鹏远，张建刚，等.浅表海绵状血管瘤的超声诊断与病理对照分析［J］.中国医学创新，2012，9（18）：74-75.

［28］牛卫东，李洪福，门光明.软组织海绵状血管瘤的超声诊断研究［J］.医学影像学杂志，2010，20（9）：1358-1360.

［29］孙宁，王绍文. 二维及彩色多普勒超声对体表软组织实性肿块的诊断价值［J］.中国医学影像学杂志，2009，5（4）：189-191.

［30］周永昌，郭万学.超声医学.第5版［M］.北京：科学技术出版社，2006：108-112.

［31］余学东，安洪.肢体周围神经鞘瘤的超声诊断及其临床价值［J］.临床超声医学杂志，2003，5（3）：144-145.

［32］陈涛.I型神经纤维瘤病周围神经病变的超声诊断［J］.中华医学超声杂志（电子版），2012，9（10）：12-13.

［33］Louis LJ .Musculoskeletal Ultrasound Intervention：Principles and Advances［J］. Radiol Clin North Am，2008，46（3）：515-533.

［34］Attila B，Szilárd S，Gabriella I. Thoracic paravertebral blockade［J］.Medical Ultrasonography，2010，12（3）：223-227.

［35］徐江慧，张军，梁伟民.神经刺激器引导的胸椎旁阻滞在开胸手术中的应用［J］.复旦学报（医学版），2011，37（4）：491-494.

［36］田玉科，梅伟.超声定位神经阻滞图谱［M］.北京：人民卫生出版社，2011：191-202.

［37］Samer NN.Atlas of Ultrasound-Guided Procedures in Interventional Pain Management［M］.Springer，2011：133-148.

［38］孙瑞龙，吴立明，高振臣，等.超声定位在腓肠神经皮瓣中的临床应用［J］.中国医药刊导，2011，6（13）.

［39］Veber M，Guerin AN，Faure C，et al. Breast reconstruction using muscle sparing latissimus dorsi flap and fat grafting［J］, Ann Chir Plast Esthet, 2012, 57（4）: 366-372.

［40］陈方红，陈述政，曾春来，等. 彩色多普勒超声在检测胸背动脉中的应用［J］. 中华超声影像学杂志，2004，13（8）: 601-602.

第3章

腰背部高频超声检查及临床应用

第一节　腰背部解剖导读

一、境界和分区

腰区上界为胸背区下界，下界为两侧髂嵴后部和两侧髂后上棘间的连线。

腰区由浅入深有皮肤、浅筋膜、深筋膜、肌层、血管神经等软组织和脊柱、椎管及其内容物等结构。

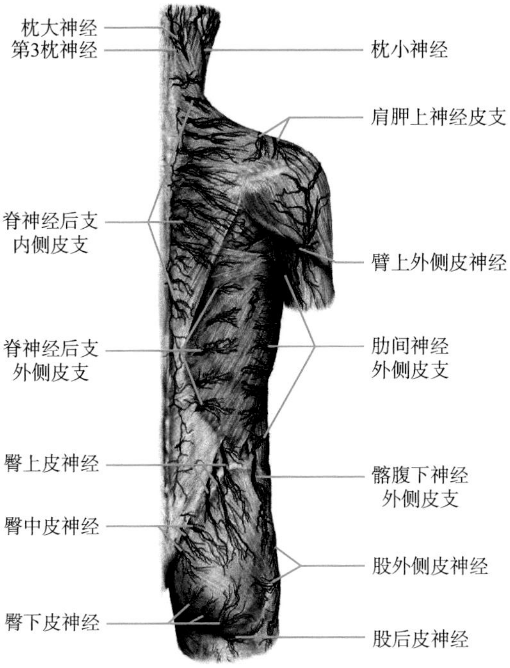

二、浅层结构

皮肤和浅筋膜

腰区皮肤较厚有丰富的毛囊和皮脂腺。浅筋膜较致密而厚，含有较多脂肪，有许多结缔组织束与深筋膜相连。浅筋膜内有浅血管和皮神经走行。

1.腰区的皮神经浅筋膜内的神经来自腰神经后支的分支（图3-1-1），腰神经后支的皮支与胸神经后支一样，也在棘突两侧浅出，上

枕大神经
第3枕神经

枕小神经

肩胛上神经皮支

脊神经后支
内侧皮支

臂上外侧皮神经

脊神经后支
外侧皮支

肋间神经
外侧皮支

臀上皮神经

髂腹下神经
外侧皮支

臀中皮神经

股外侧皮神经

臀下皮神经

股后皮神经

图3-1-1　脊柱区浅层肌和神经

部皮神经几乎呈水平位向外侧走行，下部分支斜向外下，分布于腰区的皮肤。第1～3腰神经的后支的外侧支组成臀上皮神经，行经腰区，穿胸腰筋膜浅出，越过髂嵴，分布至臀区上部的皮肤。臀上皮神经在髂嵴上方浅处比较集中，此部位在竖脊肌外侧缘附近。腰部急剧扭转时易受损伤，是导致腰腿痛的原因之一。

2. 胸背区的浅血管　浅筋膜内的浅动脉来自腰动脉的分支，各动脉均有静脉伴行。

三、深层结构

（一）腰区的深筋膜

腰区的深筋膜分浅、深两层。浅层较薄弱，被覆于背阔肌表面。深层在腰区明显增厚，称胸腰筋膜，又分前、中、后三层。胸腰筋膜后层覆于竖脊肌后面，向上与胸背区深筋膜和项区深筋膜的浅层相续，两侧有背阔肌和下后锯肌的腱膜愈着，向内侧附着于腰椎棘突和棘上韧带，在竖脊肌外侧缘与中层愈着，并共同形成竖脊肌鞘。胸腰筋膜中层位于竖脊肌与腰方肌之间，内侧附着于腰椎横突尖和横突间韧带，外侧在腰方肌外侧缘与前层愈着，形成腰方肌鞘，同时并作为腹横肌起始部的腱膜，向上附着于第12肋下缘，向下附着于髂嵴。中层上部附着于第12肋与第1腰椎横突之间的部分增厚，形成腰肋韧带。肾手术时可切断此韧带以增大第12肋的活动度，便于显露肾。胸腰筋膜前层位于腰方肌前面，又称腰方肌筋膜，向内附于腰椎横突尖，向下附着于髂腰韧带和髂嵴后份，其上部增厚形成内、外侧弓状韧带（图3-1-2）。

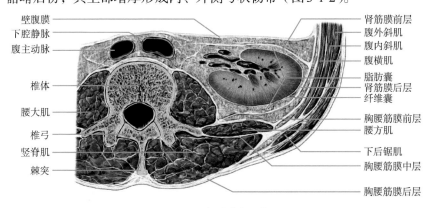

图 3-1-2　腹后壁水平断面

（二）腰区的肌肉

腰区肌肉可分为浅、深两层。浅层肌主要包括背阔肌和下后锯肌，深层肌（详见第2章）主要包括竖脊肌、横突棘肌群、横突间肌、棘间肌、腰大肌和腰方肌等。

1.浅层肌　主要是背阔肌和下后锯肌。背阔肌是位于胸背区和腰区浅层，较宽大、扁，已在胸背区叙述，其主要作用是使肩关节后伸、内收和内旋。下后锯肌起自第1、2腰椎棘突，止于第9～12肋。作用为降肋助呼气。由肋间神经后支支配（图2-1-2）。

2.深层肌　竖脊肌又称骶棘肌，是背肌中最强大的肌，尤其是在腰区。其肌束分成三部分，外侧部的髂肋肌自上而下又分为三部，即颈髂肋肌、胸髂肋肌和腰髂肋肌。腰髂肋肌起自骶骨背面和髂嵴，向分6～7个肌束，分别止于第6～7根肋骨的肋角处。胸髂肋肌和颈髂肋肌以类似方式起止于肋骨和椎骨，最后止于第4～6颈椎横突后结节。中间部的最长肌位于髂肋肌的内侧及深面，也分为三部分，即胸最长肌、颈最长肌和头最长肌。以胸最长肌最为发达。棘肌位于最内侧，也分头部、颈部和胸部，起止于第1、2腰椎和胸椎和颈椎棘突，头部向上附着于颅骨。竖脊肌两侧同时收缩使脊柱后伸，一侧收缩使脊柱向同侧屈曲。

横突棘肌群与胸背区一样，包括半棘肌、多裂肌和回旋肌。这群肌肉起自椎骨横突，止于上位椎骨的棘突。回旋肌位于横突棘肌群的最深层，其肌纤维较短，向上跨1～2个椎板止于棘突；多裂肌在回旋肌浅面，肌纤维向上跨2～4个椎板止于棘突；半棘肌是位于横突棘肌群中最表浅的一层，肌纤维最长，向上跨4～6个椎板止于横突。

横突间肌起自下位椎骨横突，止于上位椎骨横突。分内、外侧两肌束，外侧肌束较大，位于两横突之间。内侧肌束较小起自上位椎骨横突基部的副突，止于下位椎骨的乳突。脊神经后支从两肌束间穿出，分支支配内侧肌束，外侧肌束由脊神经前支支配。

棘突间肌位于棘间韧带两侧、相邻棘突之间，起自下位椎骨棘突，止于上位椎骨棘突，由腰神经后支支配。

腰方肌（quadratus lumborum，图3-1-3）位于腹后壁，在脊柱两侧，略呈长方形。其内侧有腰大肌，其后方有竖脊肌，腰方肌的前后面为胸腰筋膜的深层和中层所包裹形成腰方肌鞘，并与其他肌肉相分隔，该肌下部较宽，起自髂腰韧带和髂嵴的后部，向上止于第12肋和第1～4腰椎横突。其作用是下降和固定第12肋，并使脊柱侧屈。在腰方肌前面与腰大肌之间有肋间神经、髂腹下神经和髂腹沟神经自内斜向外下穿过。

腰大肌（psoas major，图3-1-3）位于腰椎体侧面，起自第12胸椎体下缘至骶骨上缘之间的椎体和椎间盘侧面及腰椎横突前面和下缘。肌束向下至髂窝处，与位于其外侧的髂

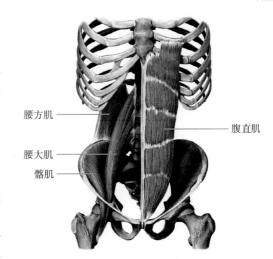

图3-1-3　腹直肌、髂腰肌和腰方肌

（图中标注：腰方肌、腰大肌、髂肌、腹直肌）

肌（iliacus）会合，共同形成髂腰肌，继续向下经腹股沟韧带深面，止于股骨小转子。腰大肌可使髋关节屈和旋外。下肢固定时，可使躯干前屈。上4位腰椎间孔与腰大肌的起点有重要的关系，椎间孔位于腰大肌横突附着点的前方、椎体和椎间盘附着点的后方，因此，腰神经根从这两附着点间进入腰大肌，向外至其后方形成腰丛，其分支从腰大肌前面和外侧缘穿出。在腰大肌内侧与椎体间有腰交感干；在腰大肌外侧缘从上向下依次有肋下神经、髂腹下神经、髂腹沟神经、股外侧皮神经和股神经穿出，其中股外侧皮神经从外侧缘的中部穿出，股神经自下部穿出经腹股沟韧带深面至下肢；生殖股神经自腰大肌前面穿出。髂腰肌与髋关节囊之间有一很大的滑膜囊，常与髋关节囊相通，故髋关节囊感染时其脓液可流入此囊。

（三）腰区深层的血管

腰区由腰动脉的背侧支供血；静脉血则经腰静脉引流入下腔静脉。

腰动脉共4对，起自腹主动脉后壁的两侧，向外横行，在腰大肌内侧分为腹侧支和背侧支。背侧支在相邻横突之间后行，供应背部的肌肉和皮肤及脊柱。腹侧支在腰大肌和腰丛的后方走向外侧，分布至腹前外侧壁。

（四）腰区深层的神经

腰区深层的神经主要来自腰神经后支。

腰神经后支自腰神经分出后紧贴下位椎骨的上关节突外侧后行，经腰神经后支骨纤维孔至横突间肌内侧缘分成内、外侧两支。后内侧支绕下位椎骨的上关节突根部外侧行向后下，经腰神经后内侧支骨纤维管至椎弓板后面转向下行，分布至背部深肌和脊柱的关节突关节等。后外侧支在下位横突后面进入竖脊肌，并支配该肌，然后在肌的不同部位穿胸腰筋膜浅出，向外下方斜行分布至皮肤。第1～3腰神经后外侧支参与组成臀上皮神经，分布至臀区的皮肤。

胸背神经（thoracodorsal nerve）纤维来自第6～8颈神经前支，自臂丛后束出后，沿腋窝后壁下行，至背阔肌下缘分布于该肌。

四、腰段脊柱

脊柱腰段由5个腰椎借其连结结构构成。椎管的腰段容纳骶尾段脊髓及其被膜、马尾神经根、血管和淋巴组织等结构。

（一）腰椎的特征（图3-1-4，图3-1-5）

腰椎（lumbar vertebrae）共5个，其共同的形态特征是椎体很大，椎板坚实有力，没有肋凹和横突孔。

腰椎椎体从上向下逐渐增大，横断面呈肾形，左右径大于前后径。第5腰椎是所有可动椎骨中最大的，其典型的特征是具有硕大的椎体和横突。第5腰椎椎体向前下方倾斜。这是腰椎和骶骨长轴形成腰骶角的重要原因。

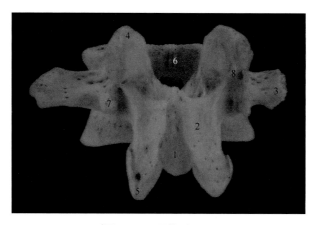

图3-1-4　腰椎后面观

注：1.棘突；2.椎弓板；3.横突；4.上关节突；5.下关节突；6.椎体后面；7.副突；8.乳突

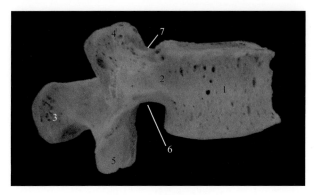

图3-1-5　腰椎侧面观

注：1.椎体；2.椎弓根；3.棘突；4.上关节突；5.下关节突；6.椎下切迹；7.椎上切迹

腰椎椎孔呈三角形，较胸椎椎孔大、但比颈椎椎孔小。

腰椎横突细长，伸向后外上方，每个横突根部后下面有一个较小的副突，为横突间肌的一个附着点。副突和乳突间有副乳韧带相连，共同构成骨纤维管，其内有腰神经后内侧支通过。副乳韧带有时会骨化，则形成一个完全的骨管。

腰椎关节突位于椎间孔的后方，其关节面，几乎均呈矢状位。上关节突由椎弓根后上方发出，其关节面向内凹陷，朝向后内侧，其后缘有伸向下的乳突，是多裂肌和横突间肌的附着点。下关节突由椎板外下方伸出，其关节面向外凸出，朝向前外侧。关节突关节面从上向下逐渐由矢状位变为冠状位，第5腰椎下关节突关节面几乎均呈冠状位。腰椎关节突的形状有利于脊柱的屈伸和旋转。

腰椎棘突呈方形宽板状，水平伸向后方，其上、下缘较厚。

（二）腰椎连结结构的特征

各腰椎之间借韧带、软骨和滑膜关节相连，可分为椎体间连结和椎弓间连结。各连结结构已于胸背区详细介绍，这里重点介绍腰背区各结构的特征。

1.椎体间的连结　椎体之间借椎间盘及前、后纵韧带相互连接。

（1）椎间盘（intervertebral disc）：是连结相邻两个椎体的纤维软骨盘（已如前述），腰椎间盘是所有椎间盘中最厚的，所以，腰椎的活动度较大。腰部的椎间盘前厚后薄，参与构成脊柱的前凸。椎间盘脱出症最常发生在年龄为20～55岁的人群，并且最常见于腰4/5和腰骶之间的椎间盘，也可发生在颈椎间盘，尤其是颈5/6和6/7之间的椎间盘，胸椎间盘脱出较少见。纤维环发生急性撕裂或慢性退化时，会使髓核发生变形或疝出，最常在后纵韧带的外侧脱出，突入椎管或椎间孔，压迫1～2条脊神经根，少数情况从后正中脱出，此时，会压迫双侧神经根，并累及脊髓和马尾。

（2）前纵韧带（anterior longitudinal ligament）：位于椎体前面，附着于椎体边缘和椎间盘，在腰部较宽，在前凸处增厚，其前外侧有膈脚相连加强，有防止脊柱过度后伸和椎间盘向前脱出的作用。

（3）后纵韧带（posterior longitudinal ligament）：位于椎管内椎体的后面，窄而坚韧，在腰部呈齿状，即在椎体处较窄，在椎间盘处较宽，有限制脊柱过度前屈的作用。

2.椎弓间的连结　包括椎弓板、棘突、横突间的韧带连结和上、下关节突间的滑膜关节。

（1）黄韧带（ligament flava）：为连结相邻两椎弓板间的韧带，在腰部宽而厚，协助围成椎管并限制脊柱过度前屈。

（2）棘间韧带（interspinal ligament）：为连结相邻棘突间的薄层纤维性膜，其前、后缘分别与黄韧带和棘上韧带相移行，并将两侧竖脊肌分开，具有限制脊柱前屈的作用。

（3）棘上韧带（supraspinal ligament）：棘上韧带呈束状，连结腰椎各棘突尖之间，前方与棘间，在腰部与椎棘突间韧带和起自棘突的竖脊肌的腱性纤维相连，有限制脊柱前屈的作用。

（4）横突间韧带（intertransverse ligament）：位于相邻椎骨横突间，在腰部呈膜状。

（5）关节突关节（zygapophyseal joint）：腰椎的关节突关节呈矢状位。关节囊附着于关节面的周缘，薄而松弛，其前后方分别有黄韧带和棘间韧带加强。

（三）腰椎椎管

由各腰椎椎孔相连而成，其前壁为椎体、椎间盘和后纵韧带，后壁为椎弓板和黄韧带，侧壁为椎弓根，后外侧为关节突关节。临床上将其分为中央椎管和侧椎管两部分，前者为硬脊膜囊所占据，后者为神经根管。

中央椎管在第1、2腰椎段呈圆形或卵圆形，在第3、4腰椎段呈三角形，在第5腰椎呈三叶草形。因退行性变化或其他病变，椎管的形态还可发生不同的变化。中央椎管内为硬脊膜囊及其内的马尾占据。脊髓末端即骶尾髓一般位于第1腰椎下缘或第2腰椎上缘，故在第3腰椎水平以下硬膜囊内只有马尾。

侧椎管自侧隐窝向外延续至椎间孔，为腰神经根及相应血管出入椎管的通道，其周围空间被疏松结缔组织和脂肪填充。其上、下界为椎弓根，前界为椎体和椎间盘，后界为椎间关节的关节囊和黄韧带的外侧缘。

（周播江）

第二节　腰背部超声检查方法及声像图特点

受检者取俯卧位，腹部垫一薄枕，使腰背部尽量平直；将涂有耦合剂的超声探头直接置于腰背部皮肤表面，自上而下，采用纵切、横切、斜切实时扫查腰背部各组织结构，当获得理想的声像图时，保存图像并记录数据。扫查过程中注意双侧对比观察、排除各向异性伪像；根据需要配合应用超声宽景成像与三维超声C平面成像。

1.受检者俯卧位，腹部垫一薄枕，双臂伸直置于身体两侧，下肢自然平伸，于左胸背部触及肩胛下角，将线阵探头置于其下缘深方的第8肋处纵切，沿肩胛线均匀滑动至第11肋，慢慢向内下方滑动可见第12肋短轴切面声像图，然后向内沿第12肋长轴走行方向追踪至第12胸椎棘突处纵切，沿后正中线向尾侧均匀滑动至骶正中嵴做矢状切面扫查，完成宽景成像，显示腰椎棘突超声宽景成像声像图。矢状切面腰椎棘突超声宽景成像声像图结果显示：腰椎棘突几乎呈水平位伸向后方，第1～4腰椎棘突宽大，第5腰椎棘突相对窄小，白色箭头示附着于腰椎棘突尖部的棘上韧带，呈条索状略强回声光带（图3-2-1）。

2.受检者体位同上，将线阵探头置于第1腰椎下关节突处纵切，平行于后正中线向尾侧均匀滑动至第5腰椎下关节突做旁矢状切面扫查，完成宽景成像，显示腰椎下关节突超声宽景成像声像图。旁矢状切面腰椎下关节突超声宽景成像声像图结果显示：第1个骨性结构为第12胸椎的下关节突，腰椎高亮的椎弓板骨皮质回声光带头侧平缓而尾侧隆起，隆起的最高点为下关节突，呈现为椎弓板低而下关节突高的"波浪线样"声像（图3-2-2）。

3.受检者体位同上，将线阵探头置于腰1腰2关节突关节处纵切，

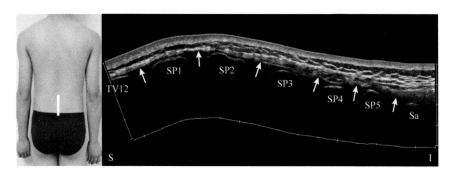

图 3-2-1　矢状切面腰椎棘突超声宽景成像声像图

注：TV12.第 12 胸椎；SP1.第 1 腰椎棘突；SP2.第 2 腰椎棘突；SP3.第 3 腰椎棘突；SP4.第 4 腰椎棘突；SP5.第 5 腰椎棘突；Sa.骶骨；白色箭头（↑）.棘上韧带；S.上；I.下

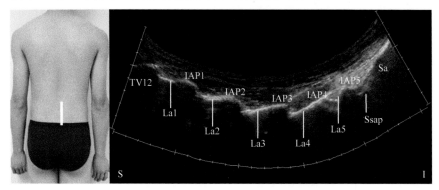

图 3-2-2　旁矢状切面腰椎下关节突超声宽景成像声像图

注：TV12.第 12 胸椎；IAP1.第 1 腰椎下关节突；IAP2.第 2 腰椎下关节突；IAP3.第 3 腰椎下关节突；IAP4.第 4 腰椎下关节突；IAP5.第 5 腰椎下关节突；La1.第 1 腰椎椎弓板；La2.第 2 腰椎椎弓板；La3.第 3 腰椎椎弓板；La4.第 4 腰椎椎弓板；La5.第 5 腰椎椎弓板；Sa.骶骨；S.上；I.下；Ssap.第 1 骶椎上关节突

平行于后正中线向尾侧均匀滑动至腰 5 骶 1 关节突关节做旁矢状切面扫查，完成宽景成像，显示腰椎关节突关节超声宽景成像声像图。旁矢状切面腰椎关节突关节超声宽景成像声像图结果显示：关节突关节的位置较横突较浅，横突位于本节段椎体上关节突和上段椎体下关节突构成的关节突关节的下深方，呈现为关节突关节位于高峰而横突处于低谷的"峰谷样"声像（图 3-2-3）。

4.受检者体位同上，将线阵探头置于第 1 腰椎横突处纵切，平行于后正中线向尾侧均匀滑动至第 5 腰椎横突做旁矢状切面扫查，完成宽景成像，显示腰椎横突超声宽景成像声像图。旁矢状切面腰椎横突超声宽景成像声像图结果显示：横突浅方为竖脊肌的长轴图像；竖脊肌深方可见腰椎横突骨皮质的弧形强回声，后方伴声影；横突深方可以看到腰大肌的长轴图像（图3-2-4）。

5.受检者体位同上，将线阵探头置于腋后线平第1腰椎棘突水平处纵切，沿腋后线向尾侧均匀滑动至髂嵴做旁矢状切面扫查，完成宽景成像，显示腹外斜肌、腹内斜肌与腹横肌之间的解剖关系。腋后线旁矢状切面腹外斜肌、腹内斜肌与腹横肌超声宽景成像声像图结果显示：腹外斜肌位于外层，起自第11肋外面，止于髂嵴；腹内斜肌位于中层，起自髂嵴，止于第12肋尖下缘；腹横肌位于内层，起自第12肋软骨内面，

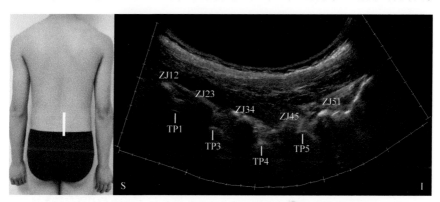

图3-2-3 旁矢状切面腰椎关节突关节超声宽景成像声像图

注：ZJ12.腰1腰2关节突关节；ZJ23.腰2腰3关节突关节；ZJ34.腰3腰4关节突关节；ZJ45.腰4腰5关节突关节；ZJ51.腰5骶1关节突关节；TP2.第2腰椎横突；TP3.第3腰椎横突；TP4.第4腰椎横突；TP5.第5腰椎横突；S.上；I.下

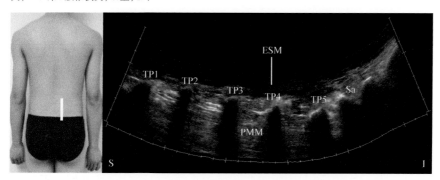

图3-2-4 旁矢状切面腰椎横突超声宽景成像声像图

注：TP1.第1腰椎横突；TP2.第2腰椎横突；TP3.第3腰椎横突；TP4.第4腰椎横突；TP5.第5腰椎横突；Sa.骶骨；ESM.竖脊肌；PMM.腰大肌；S.上；I.下

止于髂嵴；另外，在腹横肌深方可见呈低回声的腹膜外脂肪层，其内回声酷似腹后壁肌肉（图3-2-5）。

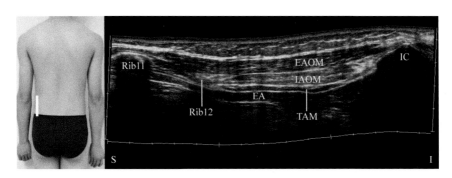

图3-2-5　腋后线旁矢状切面腹外斜肌、腹内斜肌与腹横肌超声宽景成像声像图

注：EAOM.腹外斜肌；IAOM.腹内斜肌；TAM.腹横肌；EA.腹膜外脂肪；IC.髂嵴；Rib11.第11肋；Rib12.第12肋；S.上；I.下

6.受检者体位同上，将凸阵探头置于腰3腰4棘突间隙处纵切做矢状切面扫查，显示第3～4腰椎棘突、棘上韧带、棘间韧带、黄韧带、背侧硬脊膜、腹侧硬脊膜、硬膜囊与后纵韧带之间的解剖关系。矢状切面腰3腰4棘突间隙声像图结果显示：在棘突之间的声窗内，由浅到深依次为棘上韧带、棘间韧带、黄韧带、背侧硬脊膜、腹侧硬脊膜、后纵韧带、椎体。黄韧带与背侧硬脊膜之间为硬膜外腔，腔内被高回声脂肪充填；背侧硬脊膜与腹侧硬脊膜在超声上呈现为典型的等号样（"="）强回声光线，其间的硬膜囊腔内呈均匀一致的低回声（图3-2-6）。

7.受检者体位同上，在如上切面的基础上，将凸阵探头慢慢向外侧平移约1cm纵切做旁矢状切面扫查，显示第3～4腰椎椎弓板、黄韧带、硬膜外腔、背侧硬脊膜、硬膜囊与腹侧硬脊膜之间的解剖关系。旁矢状切面腰3腰4椎弓板间隙声像图结果显示：在椎弓板之间的声窗内，由浅到深依次为黄韧带、背侧硬脊膜、腹侧硬脊膜、后纵韧带、椎体。黄韧带与背侧硬脊膜之间为硬膜外腔，腔内被高回声脂肪充填；背侧硬脊膜与腹侧硬脊膜之间为硬膜囊，囊腔内呈均匀一致的低回声（图3-2-7）。

8.受检者体位同上，在如上切面的基础上，将凸阵探头继续向外侧平移约1cm纵切做旁矢状切面扫查，显示竖脊肌、第3～5腰椎椎弓板与第3～4腰椎下关节突之间的解剖关系。旁矢状切面第3～4腰椎下

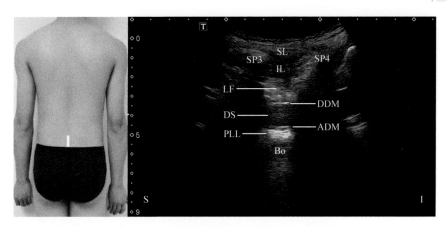

图3-2-6 矢状切面腰3腰4棘突间隙声像图

注：SP3.第3腰椎棘突；SP4.第4腰椎棘突；SL.棘上韧带；IL.棘间韧带；LF.黄韧带；Bo.椎体；DDM.背侧硬脊膜；ADM.腹侧硬脊膜；DS.硬膜囊；PLL.后纵韧带；S.上；I.下

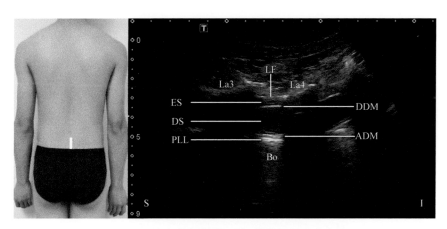

图3-2-7 旁矢状切面腰3腰4椎弓板间隙声像图

注：La3.第3腰椎椎弓板；La4.第4腰椎椎弓板；LF.黄韧带；ES.硬膜外腔；DS.硬膜囊；DDM.背侧硬脊膜；ADM.腹侧硬脊膜；PLL.后纵韧带；Bo.椎体；S.上；I.下

关节突声像图结果显示：下关节突浅层为竖脊肌的长轴图像；竖脊肌深方可见第3～5腰椎椎弓板与第3～4腰椎下关节突图像，高亮的椎弓板骨皮质回声头侧平缓尾侧隆起，隆起最高点为下关节突（图3-2-8）。

9.受检者体位同上，在如上切面的基础上，将凸阵探头再向外侧平移约1cm纵切做旁矢状切面扫查，显示腰2腰3关节突关节、腰3腰4关节突关节、腰4腰5关节突关节、第3腰椎横突与第4腰椎横突之间的解剖关

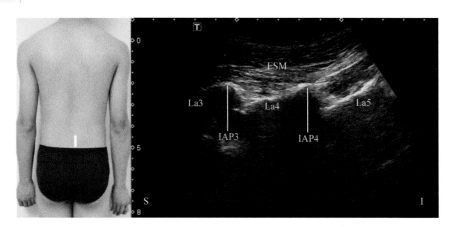

图3-2-8　旁矢状切面第3、4腰椎下关节突声像图

注：ESM.竖脊肌；La3.第3腰椎椎弓板；La4.第4腰椎椎弓板；La5.第5腰椎椎弓板；IAP3.第3腰椎下关节突；IAP4.第4腰椎下关节突；S.上；I.下

系。旁矢状切面关节突关节和横突声像图结果显示：关节突关节浅层为竖脊肌的长轴图像；关节突关节的位置较横突为浅，横突位于本节段椎体上关节突与上段椎体下关节突构成的关节突关节的下深方（图3-2-9）。

10.受检者体位同上，在如上切面的基础上，将凸阵探头再向外侧平移约1cm纵切做旁矢状切面扫查，显示竖脊肌、第3～5腰椎横突与腰大肌之间的解剖关系。旁矢状切面横突和腰大肌声像图结果显示：最

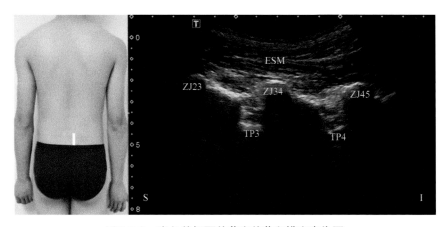

图3-2-9　旁矢状切面关节突关节和横突声像图

注：ESM.竖脊肌；ZJ23.腰2腰3关节突关节；ZJ34.腰3腰4关节突关节；ZJ45.腰4腰5关节突关节；TP3；第3腰椎横突；TP4.第4腰椎横突；S.上；I.下

浅层为竖脊肌的长轴图像；竖脊肌深方可见第3～5腰椎横突骨皮质的弧形强回声，后方伴声影；腰3/4、腰4/5横突之间可见横突间肌的长轴图像；横突与横突间肌深方可以看到典型的腰大肌的长轴图像（图3-2-10）。

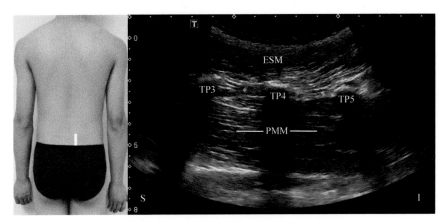

图3-2-10　旁矢状切面横突和腰大肌声像图

注：ESM.竖脊肌；TP3.第3腰椎横突；TP4.第4腰椎横突；TP5.第5腰椎横突；白色星号（＊）.横突间肌；PMM.腰大肌；S.上；I.下

11.受检者俯卧位，腹部垫一薄枕，双臂伸直置于身体两侧，下肢自然平伸，将线阵探头置于后正中线第1腰椎棘突横切，均匀滑动至左侧腋后线做轴位切面扫查，完成宽景成像，显示该水平左侧腰背部各肌之间的解剖关系。轴位切面左腰背部第1腰椎棘突水平超声宽景成像声像图结果显示：第1腰椎棘突至腰髂肋肌外缘之间，由内向外依次可见胸棘肌、多裂肌、胸最长肌、腰髂肋肌，其中腰髂肋肌被宽大扁平的背阔肌与下后锯肌覆盖；腰髂肋肌外缘至第11肋之间，由浅入深依次可见背阔肌、下后锯肌、肋间外肌与肋间内肌；在腰髂肋肌后表面，背阔肌与下后锯肌在内侧延续为腱膜后与胸腰筋膜后层融合；第11肋至第10肋之间，由浅入深依次可见背阔肌、腹外斜肌、肋间外肌、肋间内肌（图3-2-11）。

12.受检者体位同上，将线阵探头置于后正中线第1～2腰椎棘突间隙横切，均匀滑动至左侧腋后线做轴位切面扫查，完成宽景成像，显示该水平左侧腰背部各肌之间的解剖关系。轴位切面左腰背部腰1腰2棘

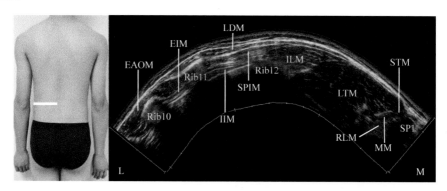

图 3-2-11　轴位切面左腰背部第 1 腰椎棘突水平超声宽景成像声像图

注：SP1.第1腰椎棘突；Rib10.第10肋；Rib11.第11肋；Rib12.第12肋；MM.多裂肌；RLM.腰回旋肌；STM.胸棘肌；LTM.胸最长肌；ILM.腰髂肋肌；LDM.背阔肌；EAOM.腹外斜肌；SPIM.下后锯肌；EIM.肋间外肌；IIM.肋间内肌；L.外；M.内

突间隙水平超声宽景成像声像图结果显示：腰1腰2棘突间隙至腰髂肋肌外缘之间，由内向外依次可见胸棘肌、多裂肌、胸最长肌、腰髂肋肌；腰髂肋肌外缘至第11肋之间，由浅入深依次可见背阔肌、下后锯肌、肋间外肌、肋间内肌；在腰髂肋肌后表面，背阔肌与下后锯肌在内侧延续为腱膜后与胸腰筋膜后层融合（图3-2-12）。

13.受检者体位同上，将线阵探头置于后正中线第2腰椎棘突横切，均匀滑动至左侧腋后线做轴位切面扫查，完成宽景成像，显示该水平左侧腰背部各肌之间的解剖关系。轴位切面左腰背部第2腰椎棘突水平超

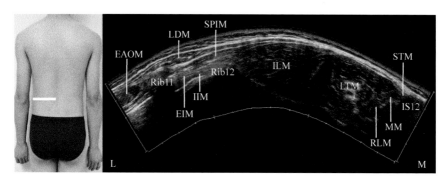

图 3-2-12　轴位切面左腰背部腰 1 腰 2 棘突间隙水平超声宽景成像声像图

注：IS12.腰1腰2棘突间隙；Rib11.第11肋；Rib12.第12肋；MM.多裂肌；RLM.腰回旋肌；LDM.背阔肌；SPIM.下后锯肌；STM.胸棘肌；LTM.胸最长肌；ILM.腰髂肋肌；EAOM.腹外斜肌；EIM.肋间外肌；IIM.肋间内肌；L.外；M.内

声宽景成像声像图结果显示：第2腰椎棘突至腰髂肋肌外缘之间，由内向外依次可见胸棘肌、多裂肌、胸最长肌、腰髂肋肌；腰髂肋肌外缘至第11肋之间，由浅入深依次可见背阔肌、腹外斜肌、肋间外肌、肋间内肌；在腰髂肋肌后表面，下后锯肌已延续成为腱膜，与胸腰筋膜后层融合（图3-2-13）。

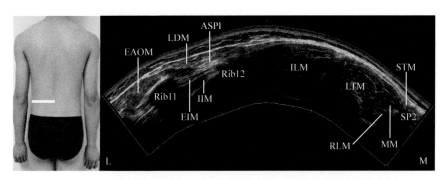

图3-2-13　轴位切面左腰背部第2腰椎棘突水平超声宽景成像声像图

注：SP2.第2腰椎棘突；Rib11.第11肋；Rib12.第12肋；ASPI.下后锯肌腱膜；LDM.背阔肌；MM.多裂肌；RLM.腰回旋肌；STM.胸棘肌；LTM.胸最长肌；ILM.腰髂肋肌；EAOM.腹外斜肌；EIM.肋间外肌；IIM.肋间内肌；L.外；M.内

14.受检者体位同上，将线阵探头置于后正中线第2～3腰椎棘突间隙横切，均匀滑动至左侧腋后线做轴位切面扫查，完成宽景成像，显示该水平左侧腰背部各肌之间的解剖关系。轴位切面左腰背部腰2腰3棘突间隙水平超声宽景成像声像图结果显示：腰2腰3棘突间隙旁可见多裂肌与竖脊肌图像，竖脊肌主要由胸最长肌与腰髂肋肌组成；腰髂肋肌外侧肌层由浅入深依次可见背阔肌、腹外斜肌、腹内斜肌、腹横肌（图3-2-14）。

15.受检者体位同上，将线阵探头置于后正中线第3腰椎棘突横切，均匀滑动至左侧腋后线做轴位切面扫查，完成宽景成像，显示该水平左侧腰背部各肌之间的解剖关系。轴位切面左腰背部第3腰椎棘突水平超声宽景成像声像图结果显示：第3腰椎棘突旁可见多裂肌与竖脊肌图像，竖脊肌由胸最长肌与腰髂肋肌组成；腰髂肋肌与背阔肌间浅方筋膜内可见少量梭形脂肪；腰髂肋肌外侧的肌层由浅入深依次可见背阔肌、腹外斜肌、腹内斜肌、腹横肌（图3-2-15）。

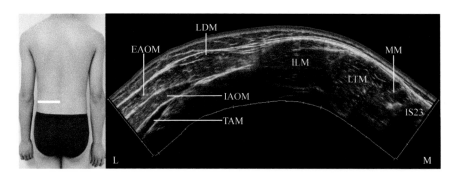

图3-2-14　轴位切面左腰背部腰2腰3棘突间隙水平超声宽景成像声像图

注：IS23.腰2腰3棘突间隙；MM.多裂肌；LTM.胸最长肌；ILM.腰髂肋肌；LDM.背阔肌；EAOM.腹外斜肌；IAOM.腹内斜肌；TAM.腹横肌；L.外；M.内

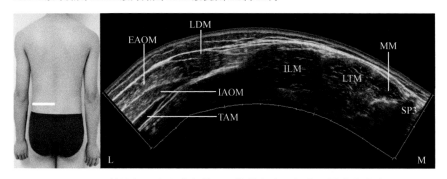

图3-2-15　轴位切面左腰背部第3腰椎棘突水平超声宽景成像声像图

注：SP3.第3腰椎棘突；MM.多裂肌；LTM.胸最长肌；ILM.腰髂肋肌；白色星号（＊）.脂肪；LDM.背阔肌；EAOM.腹外斜肌；IAOM.腹内斜肌；TAM.腹横肌；L.外；M.内

16.受检者体位同上，将线阵探头置于后正中线第3～4腰椎棘突间隙横切，均匀滑动至左侧腋后线做轴位切面扫查，完成宽景成像，显示该水平左侧腰背部各肌之间的解剖关系。轴位切面左腰背部腰3腰4棘突间隙水平超声宽景成像声像图结果显示：腰3腰4棘突间隙旁可见多裂肌与竖脊肌图像，竖脊肌由胸最长肌与腰髂肋肌组成；腰髂肋肌与背阔肌间浅方筋膜内可见梭形脂肪充填；腰髂肋肌外侧肌层由浅入深依次可见背阔肌、腹外斜肌、腹内斜肌、腹横肌（图3-2-16）。

17.受检者体位同上，将线阵探头置于后正中线第4腰椎棘突横切，均匀滑动至左侧腋后线做轴位切面扫查，完成宽景成像，显示该水平左侧腰背部各肌之间的解剖关系。轴位切面左腰背部第4腰椎棘突水平超声宽景成像声像图结果显示：第4腰椎棘突旁可见多裂肌与竖脊肌图

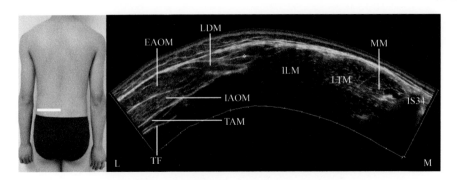

图3-2-16 轴位切面左腰背部腰3腰4棘突间隙水平超声宽景成像声像图

注：IS34.腰3腰4棘突间隙；MM.多裂肌；LTM.胸最长肌；ILM.腰髂肋肌；白色星号（＊）.脂肪；LDM.背阔肌；EAOM.腹外斜肌；IAOM.腹内斜肌；TAM.腹横肌；TF.腹横筋膜；L.外；M.内

像，此断面多裂肌横截面积及厚度较第3腰椎棘突水平明显增加，竖脊肌由胸最长肌与腰髂肋肌组成；腰髂肋肌与背阔肌间浅方筋膜内可见梭形脂肪充填；腰髂肋肌外侧肌层由浅入深依次可见背阔肌、腹外斜肌、腹内斜肌、腹横肌（图3-2-17）。

18.受检者体位同上，将线阵探头置于后正中线第4～5腰椎棘突间隙横切，均匀滑动至左侧髂嵴做轴位切面扫查，完成宽景成像，显示该水平多裂肌与竖脊肌之间的解剖关系。轴位切面左腰背部腰4腰5棘突间隙水平超声宽景成像声像图结果显示：腰4腰5棘突间隙与髂嵴之间可见多裂肌与竖脊肌图像，该断面肌肉大部为多裂肌，竖脊肌因逐渐移行为腱膜，其横截面积较小（图3-2-18）。

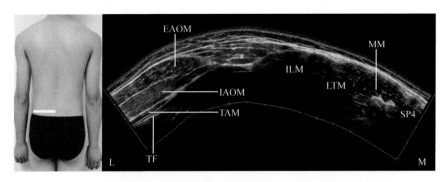

图3-2-17 轴位切面左腰背部第4腰椎棘突水平超声宽景成像声像图

注：SP4.第4腰椎棘突；MM.多裂肌；LTM.胸最长肌；ILM.腰髂肋肌；白色星号（＊）.脂肪；EAOM.腹外斜肌；IAOM.腹内斜肌；TAM.腹横肌；TF.腹横筋膜；L.外；M.内

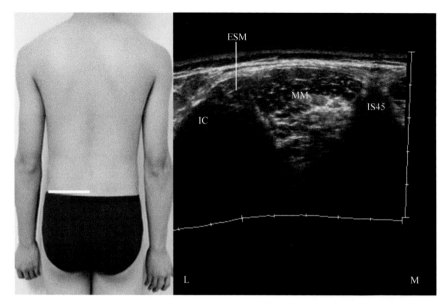

图 3-2-18 轴位切面左腰背部腰 4 腰 5 棘突间隙水平超声宽景成像声像图
注: IS45.腰 4 腰 5 棘突间隙; MM.多裂肌; ESM.竖脊肌; IC.髂嵴; L.外; M.内

19.受检者体位同上, 将线阵探头置于后正中线第 5 腰椎棘突横切, 均匀滑动至左侧髂嵴做轴位切面扫查, 完成宽景成像, 显示该水平多裂肌与竖脊肌之间的解剖关系。轴位切面左腰背部第 5 腰椎棘突水平超声宽景成像声像图结果显示: 第 5 腰椎棘突与髂嵴之间可见多裂肌与竖脊肌图像, 该断面肌肉绝大部分为多裂肌, 竖脊肌横截面积较上一断面变得更小; 多裂肌横断面呈"蚕豆形", 肌束表现为均匀的点状低回声, 肌束膜、肌外膜和肌间隔显示为线状高回声, 互相连接分隔肌束呈网格状结构 (图 3-2-19)。

20.受检者体位同上, 将凸阵探头置于后正中线第 3 腰椎棘突上半部横切扫查, 显示第 3 腰椎棘突、横突及与周围肌群之间的解剖关系。轴位切面第 3 腰椎棘突上半部声像图结果显示: 第 3 腰椎棘突上部较窄, 棘突两侧可见第 3 腰椎横突骨皮质强回声, 后方伴声影; 棘突两侧、横突后方可见多裂肌与竖脊肌图像 (图 3-2-20)。

21.受检者体位同上, 将凸阵探头置于后正中线第 3 腰椎棘突下半部横切扫查, 显示第 3 腰椎棘突、腰 3 腰 4 关节突关节及与周围肌群之间的解剖关系。轴位切面第 3 腰椎棘突下半部声像图结果显示: 第 3 腰椎棘突下部较宽，棘突根部两侧可见腰3腰4关节突关节图像；棘突两侧、腰3腰4关节突关节后外侧为多裂肌与竖脊肌，竖脊肌前方、腰3腰4关节突关节前外侧为腰大肌；透过椎弓板间隙可以见到腹侧硬脊膜与背侧硬脊膜，呈带状中等回声（图3-2-21）。

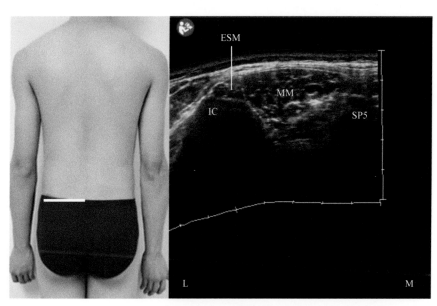

图3-2-19　轴位切面左腰背部第5腰椎棘突水平超声宽景成像声像图

注：SP5.第5腰椎棘突；MM.多裂肌；ESM.竖脊肌；IC.髂嵴；L.外；M.内

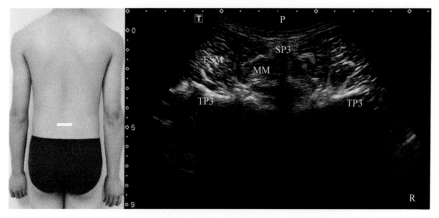

图3-2-20　轴位切面第3腰椎棘突上半部声像图

注：SP3.第3腰椎棘突；MM.多裂肌；ESM.竖脊肌；TP3.第3腰椎横突；P.后；R.右

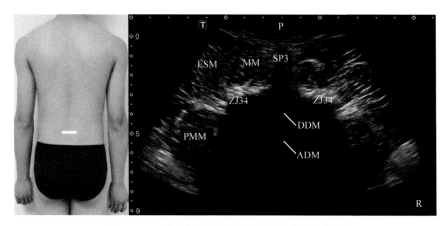

图 3-2-21　轴位切面第 3 腰椎棘突下半部声像图

注：SP3.第 3 腰椎棘突；ZJ34.腰 3 腰 4 关节突关节；MM.多裂肌；ESM.竖脊肌；PMM.腰大肌；ADM.腹侧硬脊膜；DDM.背侧硬脊膜；P.后；R.右

22.受检者体位同上，在如上切面的基础上，将线阵探头向左水平滑动约 3cm 做轴位切面扫查，显示腰 3 腰 4 关节突关节横断面声像图。轴位切面腰 3 腰 4 关节突关节声像图结果显示：第 3 腰椎下关节突与第 4 腰椎上关节突呈弧形高回声光带，两光带之间的狭长低回声区为关节软骨，关节表面被覆强回声关节囊韧带（图 3-2-22）。

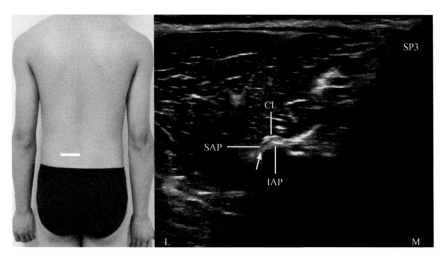

图 3-2-22　轴位切面腰 3 腰 4 关节突关节声像图

注：SP3.第 3 腰椎棘突；SAP.第 4 腰椎上关节突；IAP.第 3 腰椎下关节突；CL.关节囊韧带；白色箭头（↑）.关节软骨；L.外；M.内

23.受检者体位同上，将凸阵探头置于第3、4腰椎横突间做轴位切面扫查，显示位于腰大肌肌腹深部腰丛短轴切面声像图，然后将探头顺时针旋转约110°，显示腰丛长轴切面声像图。左腰背部腰丛短轴切面声像图结果显示：腰丛神经位于离关节突前表面约2.5cm腰大肌内部的深处，横断面呈卵圆形高回声结构，其内多发的点状低回声神经束及细线状强回声神经束膜共同形成筛网状结构，神经周缘被粗线状高回声神经外膜包绕（图3-2-23）；长轴声像图结果显示：腰丛神经位于横突前方，腰大肌肌腹后1/3部，纵断面呈束带状高回声结构，内含多条平行不连续的线样低回声神经束，神经束间被线状强回声神经束膜分隔，神经边缘可见粗线状高回声神经外膜（图3-2-24）。

24.正常成年人腰上三角的高频超声检查，受检者取直立位，两上肢自然下垂，于左侧胸背部触及肩胛下角，将线阵探头置于其下缘深方的第8肋处纵切，沿肩胛线均匀滑动至第11肋，慢慢向内下方滑动可见第12肋短轴切面声像图，然后旋转探头显示第12肋长轴切面声像图并于体表标记其下缘走行。将线阵探头置于左侧第12肋外下缘斜切，声束方向与腹内斜肌肌束走行相垂直，确定腹内斜肌后缘与第12肋下缘的交点（A点）；保持声束方向与腹内斜肌肌束走行方向垂直，沿腹内斜肌后缘平移探头，确定腹内斜肌后缘与竖脊肌外缘的交点（B点）；

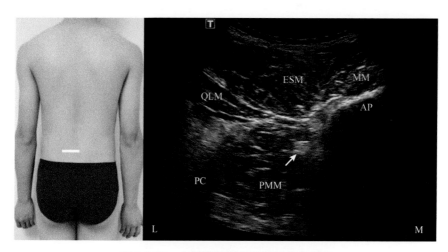

图3-2-23　左腰背部腰丛短轴切面声像图

注：白色箭头（↑）.腰丛神经；MM.多裂肌；ESM.竖脊肌；QLM.腰方肌；PMM.腰大肌；AP.腰椎关节突；PC.腹腔；L.外；M.内

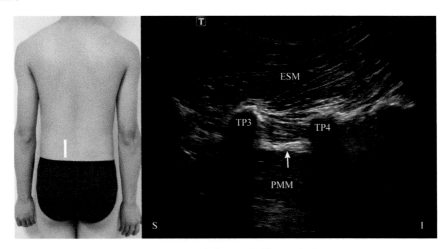

图 3-2-24　左腰背部腰丛长轴切面声像图

注：白色箭头（↑）.腰丛神经；TP3.第3腰椎横突；TP4.第4腰椎横突；ESM.竖脊肌；PMM.腰大肌；S.上；I.下

探头置于左侧腰背部竖脊肌外缘横切，向上平移探头确定腰髂肋肌外缘与第12肋下缘的交点（C点）。确定腰上三角的边界：A点与B点的连线为外下界，B点与C点的连线为内侧界，A点与C点的连线为上界；然后将线阵探头置于腰上三角的中心点处做旁矢状切面与轴位切面扫查，显示三角的组成结构；最后将3D容积探头置于三角的中心点处完成三维超声C平面成像，显示腰上三角"顶"与"底"的冠状切面声像图。旁矢状切面左侧腰上三角中心点处声像图结果显示：三角的上界为第12肋下缘（即A点与C点的连线），顶为背阔肌和腹外斜肌，底为腹横肌腱膜（图3-2-25）。轴位切面左侧腰上三角中心点处声像图结果显示：三角的外下界为腹内斜肌后缘（即A点与B点的连线），内侧界为腰髂肋肌外缘（即B点与C点的连线），顶为背阔肌和腹外斜肌，底为腹横肌腱膜（图3-2-26）。冠状切面左侧腰上三角中心点处三维超声C平面成像声像图结果显示：三角的顶由腹外斜肌与背阔肌组成，在两肌之间可见呈弧形略强回声的肌间隔；三角的底（腹横肌腱膜）呈片状略强回声区（图3-2-27）。

25.正常成年人腰下三角的高频超声检查，受检者取直立位，两上肢自然下垂，将线阵探头置于A点水平背阔肌外缘，声束方向与背阔肌肌束走行相垂直，沿背阔肌外缘肌束走行方向向内下方平移探头，确定

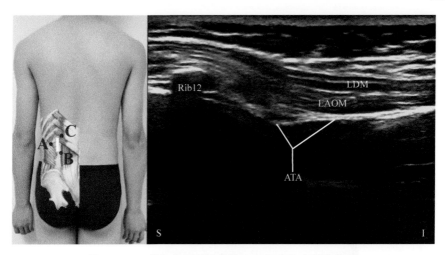

图3-2-25 旁矢状切面左侧腰上三角中心点处声像图

注：LDM.背阔肌；EAOM.腹外斜肌；ATA.腹横肌腱膜；Rib12.第12肋；S.上；I.下

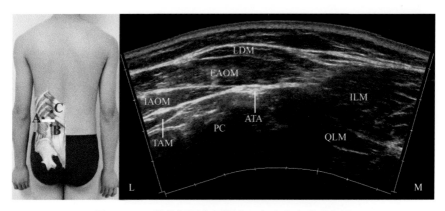

图3-2-26 轴位切面左侧腰上三角中心点处声像图

注：LDM.背阔肌；EAOM.腹外斜肌；IAOM.腹内斜肌；TAM.腹横肌；ATA.腹横肌腱膜；ILM.腰髂肋肌；QLM.腰方肌；PC.腹腔；L.外；M.内

背阔肌外缘与腹外斜肌后缘的交点（D点）；继续向内下方平移探头，确定背阔肌腱膜外缘与髂嵴上缘的交点（E点）；探头置于D点水平斜切，声束方向与腹外斜肌肌束走行相垂直，然后沿腹外斜肌后缘肌束走行方向向外下方平移探头，确定腹外斜肌后缘与髂嵴上缘的交点（F点）。确定腰下三角的边界：D点与E点的连线为内上界，E点与F点的连线为下界，D点与F点的连线为外上界；然后将线阵探头置于腰下三

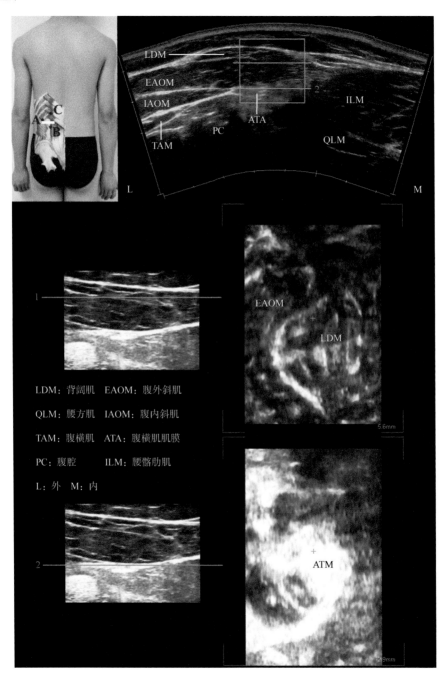

图 3-2-27 冠状切面左侧腰上三角三维超声 C 平面成像声像图

角的中心点处做旁矢状切面与轴位切面扫查，显示三角的组成结构；最后将3D容积探头置于三角的中心点处完成三维超声C平面成像，显示腰下三角的顶与底的冠状切面声像图。旁矢状切面左侧腰下三角中心点处声像图结果显示：三角的下界为髂嵴上缘（即E点与F点的连线），顶为浅筋膜，底为腹内斜肌及其腱膜（图3-2-28）。轴位切面左侧腰下三角中心点处声像图结果显示：三角的外上界为腹外斜肌后缘（即D点与F点的连线），内上界为背阔肌外缘（即D点与E点的连线），顶为浅筋膜，底为腹内斜肌及其腱膜，在腹内斜肌深方有腰方肌，在一定程度上使腰下三角得到了加强（图3-2-29）。冠状切面左侧腰下三角中心点处三维超声C平面成像声像图结果显示：三角的顶（浅筋膜）表现为被略强回声光带分隔的中等回声区，底（腹内斜肌）表现为均匀一致的低回声区，其内可见呈略强回声光带的肌束膜（图3-2-30）。

　　26.正常成年人腰骶髂交界区的高频超声检查，受检者取直立位，两上肢自然下垂，将凸阵探头置于右侧髂嵴最高点处，探头长轴与髂嵴走行方向垂直，向髂后上棘方向缓慢平移探头，移动过程中保持探头长轴与髂嵴走行方向垂直，屏幕中首先出现的骨性结构为第5腰椎横突，在此处冻结并采集图像，显示竖脊肌、多裂肌、横突、髂嵴与髂腰韧带下束之间的解剖关系；继续向内下滑动探头，屏幕中随后出现的骨性结

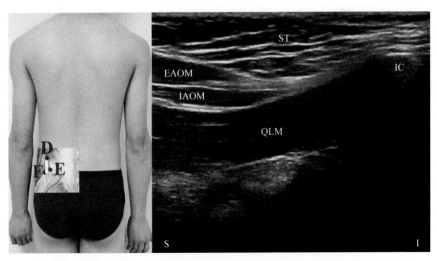

图3-2-28　旁矢状切面左侧腰下三角中心点处声像图

注：EAOM.腹外斜肌；IAOM.腹内斜肌；QLM.腰方肌；ST.皮下组织；IC.髂嵴；S.上；I.下

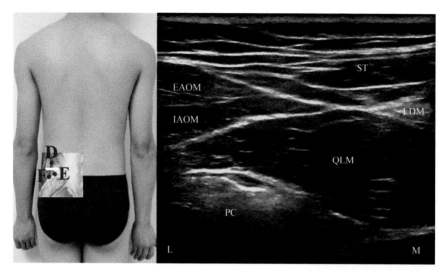

图3-2-29　轴位切面左侧腰下三角中心点处声像图

注：EAOM.腹外斜肌；IAOM.腹内斜肌；LDM.背阔肌；QLM.腰方肌；ST.皮下组织；PC.腹腔；L.外；M.内

构为腰5骶1关节突关节，在此处冻结并采集图像，显示多裂肌、腰5骶1关节突关节、髂嵴与骶髂后短韧带之间的解剖关系。右侧腰骶髂交界区髂腰韧带下束声像图结果显示：第5腰椎横突与髂嵴均呈弧形强回声，后方伴声影；横突与髂嵴之间可见斜向走行带状强回声的髂腰韧带下束，呈类三角形，韧带内部粗大的弹性纤维排列成束，连于第5腰椎横突与髂嵴内唇之间；髂腰韧带浅方可见"宽大"的多裂肌与"窄小"的竖脊肌的图像（图3-2-31）。右侧腰骶髂交界区骶髂后短韧带声像图结果显示：腰5骶1关节突关节与髂嵴均呈弧形强回声，后方伴声影；关节突关节与髂嵴之间可见呈短带状强回声的骶髂后短韧带，连于关节突与髂嵴之间，骶髂后短韧带浅方仅可见多裂肌的图像，竖脊肌已延续为腱膜（图3-2-32）。

　　27.正常成年人胸腰筋膜的高频超声检查，受检者取俯卧位，腹部垫一薄枕，双臂伸直置于身体两侧，下肢自然平伸，将线阵探头置于后正中线第3腰椎棘突横切，均匀滑动至左侧腋后线做横断面扫查，完成宽景成像，显示该水平横断面胸腰筋膜体系中四块肌肉（背阔肌、腹外斜肌、腹内斜肌和腹横肌）与两个肌鞘（竖脊肌鞘和腰方肌鞘）间的解

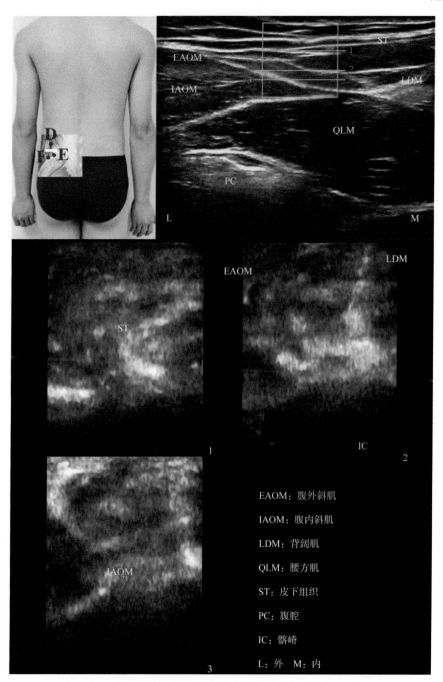

EAOM：腹外斜肌

IAOM：腹内斜肌

LDM：背阔肌

QLM：腰方肌

ST：皮下组织

PC：腹腔

IC：髂嵴

L：外　M：内

图3-2-30　冠状切面左侧腰下三角三维超声C平面成像声像图

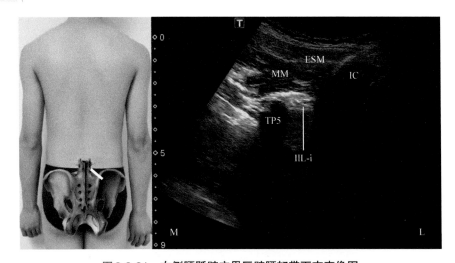

图3-2-31　右侧腰骶髂交界区髂腰韧带下束声像图

注：ESM.竖脊肌；MM.多裂肌；TP5.第5腰椎横突；IC.髂嵴；IIL-i.髂腰韧带下束；M.内；L.外

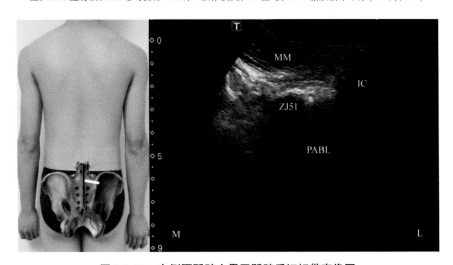

图3-2-32　右侧腰骶髂交界区骶髂后短韧带声像图

注：MM.多裂肌；ZJ51.腰5骶1关节突关节；IC.髂嵴；PABL.骶髂后短韧带；M.内；L.外

剖结构关系。轴位切面第3腰椎棘突水平胸腰筋膜声像图结果显示：在腰方肌外缘，腹横肌腱膜与胸腰筋膜前层和中层相延续；在腰髂肋肌外缘，腹内斜肌腱膜与腹外斜肌腱膜融合后与胸腰筋膜中层和后层相延续；在腰髂肋肌后表面，背阔肌内缘延续为腱膜后与胸腰筋膜后层融合。胸腰筋膜前层位于腰方肌前面，内侧附于第3腰椎横突尖；胸腰筋膜中层位于腰方肌后面，内侧附着于第3腰椎横突尖；胸腰筋膜后层覆于腰髂肋肌、胸最长肌与多裂肌后表面，内侧附于第3腰椎棘突和棘上韧带；胸腰筋膜的前、中层在腰方肌外缘愈着，内侧共同附着于第3腰椎横突尖，形成腰方肌鞘；胸腰筋膜后层在腰髂肋肌外缘、腰方肌后面中部与中层愈着形成竖脊肌鞘。综上，在第3腰椎棘突水平，背阔肌、腹外斜肌、腹内斜肌和腹横肌四块肌肉的腱膜共同参与构建了胸腰筋膜的前层、中层与后层；胸腰筋膜的三层筋膜又参与组成了腰方肌鞘和竖脊肌鞘两个鞘；上述组织结构联合参与构建了胸腰筋膜"四肌联二鞘"式的解剖学体系（图3-2-33）。

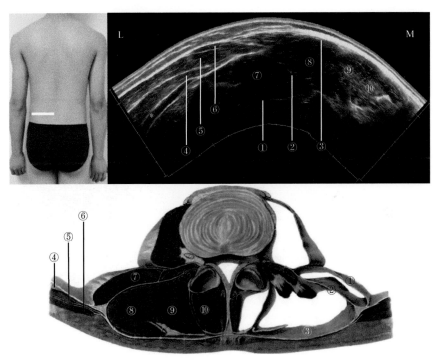

图3-2-33　轴位切面第3腰椎棘突水平胸腰筋膜声像图

注：①ALTF=胸腰筋膜前层；②MLTF=胸腰筋膜中层；③PLTF=胸腰筋膜后层；④IAOM=腹内斜肌；⑤EAOM.腹外斜肌；⑥LDM=背阔肌；*.TAM=腹横肌；⑦QLM=腰方肌；⑧ILM=腰髂肋肌；⑨LTM=胸最长肌；⑩MM=多裂肌；L.外；M.内

（王晓刚　鄂占森）

第三节　高频超声在腰背部肌肉骨骼系统
疾病诊断中的应用

　　临床医师通常使用X线、CT及磁共振成像（magnetic resonance imaging，MRI）检查肌肉骨骼系统疾病。由于X线检查软组织效果不佳；CT仅能显示静态图像且为非功能性检查，缺乏软组织病变的详细信息；MRI虽可用于关节及软组织的检查，但检查费用昂贵、检查时间长及某些禁忌证，尚不能作为常规检查。高频超声检查具有无射线损害、无创、价廉、短期内可重复检查、实时成像及高分辨力等优势，被广泛应用。实践证明，高频超声能清晰地显示肌肉等软组织层次关系及内部结构，识别关节、肌肉、肌腱、韧带等组织病变，还能从任意方向及角度观察病变与周围组织的关系，以获取病变的全方位信息。高频超声在肌肉骨骼系统疾病诊断中可以发挥更重要的作用。

一、损伤性疾病

　　1.肌肉损伤　腰背部是人体躯干和下肢的桥梁，军事训练、体育锻炼、体力劳动及突发暴力等均易导致腰背部肌肉发生各种急、慢性损伤。

　　（1）急性损伤：腰背部肌肉发生主动剧烈收缩或被动过度牵拉，造成急性撕裂伤即肌肉拉伤，并可累及肌筋膜、腱膜、韧带等软组织。高频超声检查能够对肌肉损伤的部位、范围及程度做出准确的评判。赵巍等使用高频超声检查43例肌肉损伤患者，位于腰背肌者3例，指出轻微撕裂在声像图上受伤肌肉可无明显改变或显示为轻度回声减低。Tok等报道了1例篮球运动员背阔肌的部分性撕裂，声像图表现为肌肉增厚、回声增强，肌纤维回声连续性部分中断，肌内血肿形成，血肿的回声性质可随损伤时间的迁移而发生改变。完全性撕裂表现为肌肉回声连续性完全中断，断端呈高回声并回缩形成"肿块"，其间被较大的血肿充填包绕，形成典型的"铃舌征"。

　　腰背肌遭受暴力撞击或挤压时，可造成肌肉挫伤，受损肌肉弥漫性肿胀，肌外膜下或肌内可出血形成血肿。徐良志等总结15例肌肉挫伤的声像图表现为皮下软组织肿胀，损伤肌肉厚度增加，肌束肿大、回声减低，其周围可见不规则无或低回声区。严重的肌肉挤压伤可并发横纹肌溶解症，其实质是骨骼肌坏死。亓恒涛等回顾性分析经临床证实的21例横纹肌溶解症患者的超声特征，表现为病变区域呈梭形或不规则形，横纹肌整体连续性较好，肌纹理模糊不清，回声增强，呈"云雾状"或"毛玻璃样"，彩色多普勒血流显像（color doppler flow imaging，CDFI）示病变区内可见少量点状或无血流信号。Fornage等指出肌肉纹理的消失是横纹肌溶解症最具特征性的超声改变。吕发勤等通过建立实验动物模型，为早期诊断和处理横纹肌溶解症开辟了新途径。

（2）慢性损伤：慢性劳损、急性损伤后遗症及先天性脊柱畸形等为慢性损伤的重要病因。赵立国等使用超声检查36例慢性腰肌劳损患者，描述其超声表现为损伤区呈低回声，肌组织排列紊乱。受损肌肉逐渐发生纤维化和瘢痕化，声像图上视损伤时间不同，肌内可见不均质的高或低回声。急性撕裂或挫伤之后，肌肉组织变性及肌内血肿机化形成局限性肿块，随后肿块边缘逐渐钙化形成骨化性肿物，即局限性骨化性肌炎，声像图表现为，早期肿物呈均匀或不均匀性低回声，边界较清；中期肿物中心大部为低回声，外层出现薄层骨化强回声带，后部伴有声影；成熟期肿物完全骨化，为不规则密集强回声团，其后方声影明显。杨梅等报道了19例经高频超声诊断，并经手术及病理证实的骨化性肌炎，其中2例发生于腰背部。Kim等报道1例腰椎骨折后腰大肌的骨化性肌炎，强调血友病可以继发腰背肌内出血而形成骨化性肌炎，穿刺活检是最好的鉴别诊断方法。

2.筋膜损伤　肌疝是指肌肉通过肌外膜和筋膜薄弱处向外突出至邻近肌间隙或皮下软组织层，在肌肉收缩期突出最为明显。高频超声能准确检测出筋膜缺口长度，同时能动态观察肌肉疝出和复位的过程。戴宇静等用高频超声诊断腰背部外伤性竖脊肌疝1例，患者于车祸后发现左腰背部肿物，活动时增大；超声检查在左腰背部软组织层内可见低回声包块，该处深筋膜回声连续性中断，深呼吸时可见包块沿缺口处膨大和缩小，经手术证实为左侧竖脊肌疝。

3.软组织异物　外伤后易导致软组织内异物残留，根据异物的质地可分为玻璃、石头、金属和草木等。高频超声不仅能准确显示异物大小、形状、距体表距离，而且可进行术前定位。张文云等描述软组织异物的声像图特点：均表现为强回声，后方伴声影或"彗星尾"征。异物周围软组织炎症则为不规则低回声或无回声区。龙云民等认为高频超声可直观显示软组织异物及其与周围组织的关系，明确异物周围软组织反应程度，是否形成脓肿、损伤血管，可以作为诊断和定位软组织异物的首选方法。

4.腰背部创道　创伤是机械暴力造成的软组织甚至内脏的损伤，创道是组织被破坏收缩后在创口下形成的损伤通路。根据损伤类型可以分为锐器创、钝器创、枪弹创、陈旧创。陈峥等报道了各种损伤类型创道的高频超声表现：锐器创包括刺创、切创和砍创，声像图上表现为刺创创道为管状低回声，内径不一、边缘不整，内部回声不均，切创和砍创创道走行较直，边界清晰，内部回声前者均匀而后者不均，CDFI示锐器创创道内部及周边血流信号稀少，而创道周围软组织内血流信号略丰富；钝器创超声表现为创口不规则，创道形态多样、内部为不均质低回声、肌肉为挫伤表现；枪弹创形成盲管或贯通创道，呈一管道状低回声区，内径不一，边界清晰，创道周围软组织回声紊乱，CDFI示创道低回声区内血流信号稀少，创道周围软组织内血流信号较丰富；陈旧创道内部大多为低回声，走行较损伤之初出现一定的偏斜与弯曲，CDFI示血流信号不明显。高频超声能清晰显示创道走行、内部结构及准确长度，在法医学创伤鉴定中有重要的应用价值。

二、感染性疾病

1.化脓性肌炎　化脓性肌炎多由金黄色葡萄球菌引起，发生于腰背部的化脓性肌炎，临床上多见于髂腰肌，超声表现为感染早期肌肉弥漫性水肿、肿胀，回声普遍或局限性增强。脓肿形成后肌肉纹理模糊或消失，肌内可见边界清楚的脓肿暗区，与肌肉组织之间有较强的界面差，暗区内可见组织碎片的密集点状强回声或高回声条形分隔光带。若脓肿内合并产气荚膜杆菌感染，还可见到气体的强回声伴后方多重反射。全学模等提出运用彩色多普勒超声扫查炎性肌肉组织，其内可见血流信号，可以防止将肌肉组织水肿的低回声区误认为肌肉坏死液化的无回声区，而脓腔内则不能探及血流信号。

热带性肌炎是由金黄色葡萄球菌引起的原发性肌肉脓肿，好发于人体躯干、上臂和大腿，病程可以分为两个时相：侵袭期和化脓期。侵袭期表现为全身不适、局部肌肉疼痛、变硬，声像图上受累肌肉内出现边界不清的低回声区；化脓期肌内脓肿形成，声像图上受累肌肉内出现局限性低或无回声暗区。

2.腰椎结核和寒性脓肿　关节结核中最常见的是脊柱结核，后者中又以腰椎结核发生率最高，约占50%，常并发寒性脓肿。病变首先起自椎体前部下缘，之后蔓延至邻近椎体和椎间盘。由于发生干酪样坏死，椎体骨质遭到破坏，于负重时受压缩而发生塌陷。干酪样坏死物发生液化后形成寒性脓肿，脓液汇集在椎体前方或两侧形成椎旁脓肿，在远离病灶的部位（如腰大肌、髂窝等）发展为流注脓肿。腰椎结核的声像图表现为椎体原本正常的骨皮质强回声光带变薄、变形，内部呈斑片状不规则形高回声。

3.寄生虫感染

（1）囊虫病：囊虫病又称猪囊尾蚴病，是一种人畜共患病，因误食猪肉绦虫虫卵污染的食物而感染。根据囊尾蚴寄生部位可以分为脑型、眼型和皮肌型。皮肌型囊尾蚴病主要分布于躯干和四肢皮下软组织或肌肉内，典性的声像图表现为活囊虫结节呈圆形或椭圆形无回声暗区，边界清晰，囊壁光滑完整，囊内中心或一侧可见囊虫头节的强回声光斑，这些表现是脂肪瘤和纤维瘤所没有的，死囊虫结节囊壁增厚、不光滑，暗区内可见死亡囊虫头节的不规则形高回声，结节周围软组织因炎性反应呈环形低回声带，超声表现酷似"妊娠囊"。钙化的囊虫结节失去以上特征性声像表现，呈不均质实性低回声，内部可见散在分布的颗粒状强回声，边界清晰，包膜完整。超声对不典型和钙化的囊虫结节诊断较为困难，易误诊为皮脂腺囊肿、脂肪瘤、纤维瘤和结核等。Mittal等指出，患右侧腰大肌囊虫病时，可出现急性右下腹痛和中性粒细胞增多等酷似急性阑尾炎的临床表现；高频超声检查能够良好地显示右侧腰大肌内的囊虫结节，从而避免误诊。

（2）包虫病：包虫病又称棘球蚴病，是人感染细粒棘球绦虫的幼虫所致的疾病。本病为人畜共患病，牧区多见，狗为终宿主，羊、牛是中间宿主。发生于腰背肌的包虫病十分少见，患者多以腰背部包块伴疼痛就诊。罗梅等报道1例腰大肌包虫病的超声表现：腰椎体旁可见一边界欠清的无回声暗区，似有双层壁改变，即包虫病特有的"囊肿囊"特征，该特征为诊断腰背肌包虫病的关键。

三、肿瘤及肿瘤样病变

1.非典型性纤维黄色瘤 非典型性纤维黄色瘤是一种少见的中间型间叶细胞源性恶性细胞瘤。老年患者好发于日光暴晒的头颈部，青年患者则多发于避光的躯干和四肢。尽管本病在组织学上表现为恶性，但在病程进展上却为良性表现。非典型性纤维黄色瘤常发生于皮肤真皮层。郑鹏超等报道1例左侧腰大肌非典型性纤维黄色瘤，声像图表现左侧腰大肌内侧混合性包块。Lee等认为高频彩超对诊断该病极具价值，声像图上表现为混合回声光团，其后方回声增强，CDFI示光团中心及周围可见丰富的血流信号。

2.外周神经源性肿瘤

（1）神经鞘瘤：神经鞘瘤为源自神经膜及髓鞘施万细胞的良性肿瘤，可发生于任何有神经的部位，多数见于头颈部和四肢的周围神经干，少数发生于后纵隔和腹膜后，腰背部神经鞘瘤则更为少见。张磊等报道1例腰部巨大丛状神经鞘瘤，超声表现为梭形或椭圆形的低回声光团，边界清晰，包膜完整，光团后方回声无衰减或轻度增强，当发生囊性变时光团内部可见数个无回声区，长轴上光团边缘两端可见与其相连的神经，神经干偏于肿瘤的一侧，CDFI示光团内无或可见少量血流信号。李鹏等指出在肿瘤边缘存在与发生神经的连接关系是诊断神经鞘瘤最重要的声像图特征，也是与神经纤维瘤最重要的鉴别点。

（2）神经纤维瘤：神经纤维瘤是神经膜细胞局限性或弥漫性增生形成的良性肿瘤，分为孤立性神经纤维瘤及神经纤维瘤病。发生在皮肤的孤立性神经纤维瘤常伴特征性皮肤咖啡色斑。声像图上单个瘤体呈梭形或椭圆形不均质中等或低回声光团，边界较清，多有包膜，光团基底向外呈放射状排列的特征性条索状强回声。CDFI显示光团内部可表现为多、少或无血流信号。多发型即神经纤维瘤病，为皮下软组织内广泛的神经纤维瘤，并发多器官和脏器损害，临床上还可有皮肤咖啡色斑、Lisch结节、视神经胶质瘤和摩擦部位褐色斑等特征性表现。周青等报道1例腰背部神经纤维瘤病，声像图表现为腰背部皮下软组织不均匀增厚，条带状低回声与高回声间或排列呈"梳状"，CDFI示血流信号极丰富。

3.结节性筋膜炎 结节性筋膜炎是一种发生于浅、深筋膜的良性肌纤维细胞瘤样增生性病变，可能与急性创伤、慢性损伤、受凉及感染等因素有关。结节性筋膜炎最重要的临床特点是结节生长迅速，病变处可伴疼痛、麻木。结节直径一般≤2 cm，病变具有自限性。徐明民等总结了53例经病理证实的结节性筋膜炎患者的术前超声表现：单发圆形或类圆形结节，大部分为低回声，其内可夹杂中、高回声结构，小部分为中等或高回声，边界清楚或欠清，无明显包膜，后方回声无衰减。结节性筋膜炎病变可累及皮下脂肪层、肌肉筋膜或血管。结节性筋膜炎缺乏特异性的超声表现，容易误诊为肉瘤、神经源性肿瘤和表皮样囊肿等软组织肿物，鉴别需依靠组织病理学检查。

4.脂肪瘤　脂肪瘤是最常见的软组织良性肿瘤，由成熟的脂肪细胞组成，可发生于任何有脂肪存在的部位。Fornage等对35例浅表软组织脂肪瘤行超声检查，其中位于腰背部者3例，描述其声像图表现为形态瘦长，长径大于前后径，边界可清晰或模糊，内部可为低、中等、高或混合回声，回声可均质或不均质，后方回声无衰减或轻度增强。

5.脂肪肉瘤　脂肪肉瘤是一种起源于间叶组织的恶性肿瘤，好发于下肢、臀部、腹膜后和肠系膜。根据组织学特点可以将脂肪肉瘤划分为高分化型、未分化型、黏液样、圆细胞型和多形型，临床上以高分化型和黏液样较为多见。高分化型脂肪肉瘤在声像图上呈结节状或分叶状，边界较清，内部回声由实性高回声及囊性暗区两部分组成，CDFI示肿瘤内部可见少量或较丰富的血流信号。黏液样脂肪肉瘤可能为脂肪瘤恶变而来。丁青薇等报道1例腰部黏液样脂肪肉瘤，声像图特点为肿瘤呈分叶状，肿瘤呈低回声间或无回声，CDFI示肿瘤内可见少量点状血流信号，术后病理诊断为右腰部黏液性脂肪肉瘤。

6.横纹肌肉瘤　横纹肌肉瘤是一种由不同分化阶段的横纹肌母细胞组成恶性肿瘤。好发于儿童，常见部位为头颈部和泌尿生殖器，发生于腰背肌者极为少见。秦永彦报道1例左侧腰大肌横纹肌肉瘤，声像图特点为腰大肌处可见不均质低回声团块，形态不规则，边界模糊，回声不均，可见带状强回声与腰大肌密切相连，CDFI示团块内血流信号丰富。

四、腰疝

腰疝是一种临床罕见的腹外疝，根据解剖位置分为腰上三角疝及腰下三角疝，临床上绝大多数为腰上三角疝。腰疝的原因有腰背肌或筋膜发育不良、腰背肌薄弱或萎缩、外伤或手术导致肌肉受损、断裂或缺损。查体可见腰背部第12肋下方或髂嵴上方局限性隆起，质软，无压痛。声像图表现为隆起处可探及囊性、低回声或混合回声团块，若团块为肠管则可见其蠕动，探头加压团块可还纳腹腔。李馨等指出超声检查能明确提示疝的具体部位、大小、疝颈宽度及有无嵌顿，并能实时动态观察疝内容物随呼吸的运动情况，结合彩色多普勒血流显像有助于鉴别疝内容物的性质，对于腰疝的诊断极有价值。牟明春等运用超声诊断了1例右腰疝，建议在超声检查中如遇到体胖患者，应结合两种探头检查以免漏诊。

五、小结

高频超声作为一项无创性影像学检查，能清晰显示腰背部的皮肤、浅筋膜、深筋膜和肌肉等结构及空间层次关系，并能实时动态及双侧对比观察，可作为腰背部软组织疾病的首选影像学检查方法，与普通X线检查、CT和磁共振成像互相弥补，为临床诊断、治疗提供更丰富的影像学信息。目前国内对腰背部的超声解剖研究甚少，缺乏统一的操作规范。相信随着高端超声诊断仪的持续改良和诊断技术的推陈出新，高频超声检查在腰背部疾病的诊断和预后评估中将发挥举足轻重的作用。

［王晓刚　陈一武　姜　辉　施晓琳（综述）　冯金升　鄂占森（审校）］

主要参考文献

［1］柳展梅，吕海霞，张颖，等.高频超声在膝部疾病诊断中的应用［J］.医学综述，2010，16（24）：3699-3796.

［2］赵巍，李春雨，刘彦丽，等.高频超声在肌肉损伤检查中的应用及诊断价值［J］.中国伤残医学，2011，19（4）：77-78.

［3］Tok F，Özcakar L，De Muynck M，et al. Musculoskeletal ultrasound for sports injuries［J］. Eur J Phys Rehabil Med，2012，48（4）：651-663.

［4］王金锐，刘吉斌.肌肉骨骼系统超声影像学［M］.北京：科学技术出版社，2007：142-164.

［5］徐良志，徐松定，谢亚萍，等.海勤人员军事训练致肌肉损伤的超声诊断［J］.中华航海医学与高气压医学杂志，2007，14（3）：161-164.

［6］亓恒涛，滕剑波，张先东，等.横纹肌溶解症的超声诊断价值探讨［J］.中华超声影像学杂志，2012，21（6）：511-513.

［7］Fornage BD，Nerot C. Sonographic diagnosis of rhabdomyolysis［J］. J Clin Ultrasound，1986，14（5）：389-392.

［8］吕发勤，唐杰，罗渝昆，等.实时超声剪切成像定量评价肢体挤压伤后局部肌肉损伤［J］.中华超声影像学杂志，2012，21（5）：442-445.

［9］赵立国，王燕，曹洁，等.腰肌劳损的B超诊断与治疗［J］.中国超声医学杂志，1995，11（7）：560.

［10］杨梅，夏明银，李锦.高频超声对骨化性肌炎的诊断价值［J］.中华现代影像学志，2006，3（11）：1005-1006.

［11］Kim SW，Choi JH. Myositis ossificans in psoas muscle after lumbar spine fracture［J］.Spine（Phila Pa 1976），2009，34（10）：367-370.

［12］戴宇静，李小静，李静.外伤性竖脊肌肌疝的超声表现1例［J］.中国超声医学杂志，2006，7（2）：116.

［13］张文云，李莉，李志，等.软组织异物的超声诊断价值［J］.中华超声影像学杂志，2002，11（9）：573-574.

［14］龙云民，朱淑娥，闻天学.彩色多普勒超声在人体非金属异物中的诊断价值［J/CD］.中华医学超声杂志：电子版，2011，8（11）：2417-2419.

［15］王飞翔，范利华，杨小萍，等.创道的超声检测及法医学意义［J］.法医学杂志，2008，24（3）：197-199.

［16］陈峥，施晓琳，姜辉，等.创道的高频超声检查及法医意义［J］.医学综述，2013，19（10）：1782-1784.

［17］全学模，刘正全，谈必龙.小儿髂腰肌脓肿的B超诊断及引流［J］.中华小儿外科杂志，1997，18（5）：288-289.

［18］Garg RK，Somvanshi DS. Spinal tuberculosis：a review［J］. J Spinal Cord Med，2011，34（5）：440-454.

［19］李凌，徐庆中.下肢猪囊虫病超声表现3例［J］.中华超声影像学杂志，2011，20（1）：66，71.

［20］Mittal A，Sharma NS. Psoas muscle cysticercosis presenting as acute appendicitis［J］. J Clan Ultrasound，2008，36（7）：430-431.

［21］罗梅，刘思怡.腰大肌包虫超声表现1例［J］.中国超声医学杂志，2009，25（7）：666.

［22］郑鹏超，胡仲贤，李磊.左侧腰大肌非典型性纤维黄色瘤一例［J/CD］.中华临床医师杂志：电子版，2012，6（21）：7007.

［23］Lee S，Joo KB，Park CK，et al. A case of atypical fibroxanthoma of subungual type：ultrasound and magnetic resonance imaging findings［J］. Clin Imaging，2013，37（1）：155-158.

［24］张磊，禹志宏，丁元洪，等.腰部巨大丛状神经鞘瘤一例［J］.放射学实践，

2011，26（8）：907.

［25］李鹏，张惠，赵京，等.高频超声诊断外周神经鞘瘤［J］.中华医学影像学杂志，2012，28（9）：1763-1764.

［26］周子英.B超诊断腰背部神经纤维瘤1例［J］.中国超声医学杂志，2000，16（4）：316.

［27］黄斗世.腰骶部神经纤维瘤超声表现1例［J］.中国超声医学杂志，2009，25（3）：335.

［28］Kara M，Yilmaz A，Ozel S，et al. Sonographic imaging of the peripheral nerves in a patient with neurofibromatosis type 1［J］. Muscle Nerve，2010，41（6）：887-888.

［29］周青，陈琴，岳林先.神经纤维瘤超声表现1例［J］.中国超声医学杂志，2011，27（7）：671-672.

［30］徐明民，朱文军，姚凯.结节性筋膜炎的超声表现及误诊分析［J/CD］.中华医学超声杂志：电子版，2011，8（8）：1773-1778.

［31］Fornage BD，Tassin GB. Sonographic appearances of superficial soft tissue lipomas［J］. J Clin Ultrasound，1991，19（4）：215-220.

［32］Meloni F，Feo CF，Profili S. Omental Well-Differentiated Liposarcoma：US，CT and MR Findings［J］. Int J Biomed Sci，2009，5（3）：302-304.

［33］丁青薇，王媚瑜.腰部黏液性脂肪肉瘤超声表现1例［J］.中国超声医学杂志，2007，23（12）：87.

［34］秦永彦.左侧腰大肌横纹肌肉瘤影像诊断1例［J］.中华超声影像学杂志，2000，9（12）：729.

［35］李馨，唐缨.彩色多普勒超声诊断腰疝1例［J］.中国超声医学杂志，2008，24（S1）：112.

［36］牟明春，彭志青，李爱华.超声诊断腰疝1例［J］.中华超声影像学杂志，2005，14（8）：600.

第4章

骶尾部高频超声检查及临床应用

第一节　骶尾部解剖导读

一、境界和分区

骶尾区位于脊柱区的最下部，是两侧髂后上棘与尾骨尖三点间围成的倒三角区，其底即上界，为两侧髂后上棘的连线。尖向下，即尾骨尖。

骶尾区由浅入深有皮肤、浅筋膜、深筋膜、肌层、血管神经等软组织和骶尾骨、骶管及其内容物等结构。

二、浅层结构

（一）皮肤

骶尾区皮肤厚而致密，移动性小，有丰富毛囊和皮脂腺。

（二）浅筋膜

浅筋膜致密而厚实，含有较多脂肪，并有许多结缔组织纤维束与深筋膜相连。浅筋膜内有浅血管和皮神经走行。

1.骶尾区的皮神经　骶尾神经后支的皮神经在髂后上棘至尾骨尖连线上的不同高度分别穿臀大肌起始部浅出，分布于骶、尾区皮肤。其中第1～3骶神经后支的皮支组成臀中皮神经（图2-1-1，图3-1-1）。

2.骶尾区的浅血管　骶尾区的浅动脉来自臀上、下动脉和骶外侧动脉等的分支。浅静脉随相应的伴行静脉引流。

三、深层结构

（一）骶尾区的深筋膜

骶尾区的深筋膜相对较致密，与骶骨后面的骨膜愈着。

（二）骶尾区的肌肉

骶尾区的肌肉主要是竖脊肌及其深面的多裂肌，此外还有臀大肌的起始部。

竖脊肌（骶棘肌）位于斜方肌和背阔肌的深面，脊柱两侧的沟内。在下腰区和骶尾区以较宽的肌腱或腱膜起自骶骨的后面、骶外侧嵴、髂嵴的后部、腰骶韧带及骶部和腰下部的棘突，并与骶结节韧带和骶髂后韧带融合，部分肌纤维与臀大肌和多裂肌相续。竖脊肌可分成三部分：即外侧部的髂肋肌，中间部的最长肌和内侧部的棘肌，向上分别止于肋骨（肋角和肋结节之间）、横突、棘突及颞骨的乳突等。

横突棘肌群主要由半棘肌、多裂肌和回旋肌组成，它们位于横突和棘突间的凹"槽"中。在腰、骶部无半棘肌。多裂肌位置较深，在腰部最厚。在骶尾区起自：骶骨后面、竖脊肌腱膜、髂后上棘、骶髂后韧带，向下达第4骶后孔。回旋肌位于横突棘肌群的最深层，只在胸部才有发育完全的回旋肌。

棘间肌、横突间肌分别连接相邻椎骨的棘突和横突。棘间肌在骶尾区仅在第5腰椎和骶骨之间存在一对。横突间肌是连于椎骨横突间的小肌。也以颈部发育最好，在骶尾区因骶椎横突的融合而缺如。

（三）骶尾区深层的血管

骶尾区由臀上、下动脉和骶外侧动脉等供血（图4-1-1）；静脉血则经臀区静脉汇入髂内静脉。

臀上动脉是髂内动脉的最大分支，是后干的延续。在腰骶干和第1骶神经之间或第1、2骶神经之间后行，经梨状肌上穿出至臀部，分支营养臀区的肌肉和皮肤、髂骨及髋关节等。此外，还发支向后内侧穿过臀大肌内侧肌腱附着点，供应骶区的肌肉和皮肤，并与骶外侧动脉的后支吻合。

此外，髂内动脉还发出髂腰动脉和骶外侧动脉，分布于髂腰肌、盆腔后壁及骶管内结构。

臀下动脉是髂内动脉前干最粗大的终支，少数也可与臀上动脉共干。主要供应臀区和股后区。臀下动脉在骶丛和梨状肌前方、阴部内动脉后方下行，至第1、2或第2、3骶神经之间向后行，经梨状肌和尾骨肌之间穿梨状肌下孔至臀区，在臀大肌深面与坐骨神经、股后皮神经一起下行，经股骨大转子和坐骨结节之间至肌后区，供应该区皮肤，并与穿动脉分

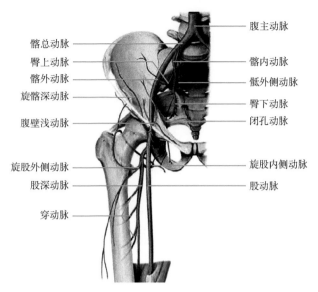

图4-1-1 盆部及股部的血管

支吻合。臀下动脉进入臀区后发出的分支有肌支、吻合支、尾支、坐骨神经动脉、关节支和皮支等。其中尾支向内侧经过骶结节韧带供应臀大肌附着在尾骨的部分。肌支供应臀大肌、闭孔内肌、上下孖肌、股方肌、半腱肌和半膜肌近侧部，并与臀上动脉、阴部内动脉、闭孔动脉和旋股内侧动脉吻合。吻合支向下经过闭孔内肌、上下孖肌和股方肌表面与第1穿动脉和旋股内、外侧动脉吻合，构成十字吻合。关节支常从吻合支发出，供应髋关节。皮支主要供应臀区和大腿后面的皮肤。坐骨神经动脉先在神经表面下行一段后，进入神经干内直至大腿下部。

骶外侧动脉从髂内动脉后干发出，沿骶骨前面的外侧下行，常分为上、下两支。其分支供应骶椎、骶管及其内容物，向后穿出相应骶后孔分布至骶区的肌肉和皮肤。

（四）骶尾区深层的神经

骶尾区深层的神经主要来自骶、尾神经的后支（背侧支）（图4-1-2）。

骶神经后支较细小，除第5骶神经外，均从骶后孔穿出，也分为内侧支和外侧支。上3对骶神经在出口处被多裂肌覆盖，内侧支终于多裂肌。外侧支与第5对腰神经背侧支的外侧支和第4骶神经背侧支共同组

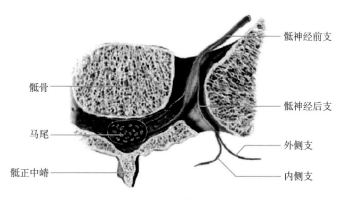

图 4-1-2　骶神经分支

成骶骨后面的神经袢，发出分支后行至骶结节韧带后面和臀大肌深面，发出 2 ～ 3 支臀中皮神经向后在髂后上棘至尾骨尖的连线处穿出臀大肌，分配于臀区的皮肤。第 4、5 骶神经后支很小，位于多裂肌深面，与其他骶神经和尾神经的后支一起组成骶骨后面的神经袢，由此发出分支分配至尾骨附近的肌和皮肤。

尾神经后支不分内、外侧支，参与构成骶骨后面的神经袢，分布至尾骨周围的皮肤。

四、骶尾区的骨和骶管

（一）骶骨

骶骨（图 4-1-3 ～图 4-1-6）由 5 块骶椎融合而成，构成盆腔的后壁，

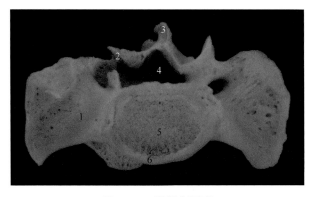

图 4-1-3　骶骨上面观

注：1. 骶骨翼；2. 上关节突；3. 骶正中嵴；4. 骶管；5. 第一骶椎椎体；6. 岬

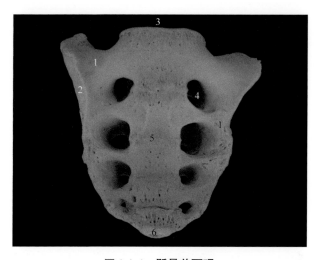

图4-1-4　骶骨前面观

注：1.骶骨侧部（翼）；2.耳状面；3.岬；4.骶前孔；5.横线；6.骶骨尖

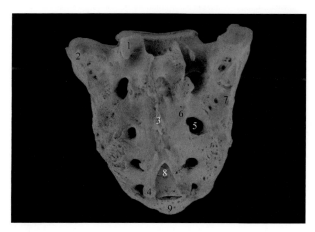

图4-1-5　骶骨后面观

注：1.上关节突；2.骶骨粗隆；3.骶正中嵴；4.骶角；5.骶后孔；6.骶中间嵴；7.骶外侧嵴；8.骶管裂孔；9.骶正中嵴

呈三角形，底在上与第5腰椎连接形成腰骶角，尖向下，与尾骨相关节。骶骨盆面（前面）凹陷，背面隆凸，形成脊柱的骶曲，增加盆腔容量。在尖和底之间可见其前面、后面、两侧面及其内部的椎管

骶骨底即第1骶椎的上面，椎体宽大，前缘突出形成骶岬（sacral promontory）。第1骶椎椎孔呈三角形，上关节突向上突出，与第5腰椎

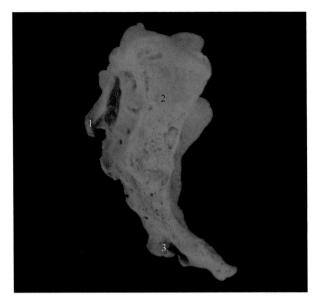

图4-1-6　骶骨侧面观
注：1.骶正中嵴及棘突结节；2.耳状面；3.骶角

下关节突构成关节突关节。横突变化较大，参与构成骶骨侧块或骶骨翼的上部。

骶骨盆（前）面朝向前下，除第2骶椎可能凸出外，其余均向内凹陷。中部有四条横嵴，是椎体融合的痕迹。横嵴两端有4对骶前孔，与椎管相通，内有上4对骶神经前支通过。骶前孔内侧有交感干下行，其外侧有骶外侧血管，骶正中血管沿骶骨中线下行。骶骨盆面有梨状肌附着，在第1、2和部分第3骶椎前面有腹膜覆盖，乙状结肠系膜附着在骶骨路线左侧。直肠贴附于第3～5骶椎前面。

骶骨背（后）面朝向后上，粗糙而隆凸。正中线上有骶正中嵴，嵴外侧有融合的椎弓板和4对骶后孔。与骶前孔一样，骶后孔均与骶管相通，内有骶神经后支通过。骶后孔的内侧可见由关节突融合形成的骶中间嵴，故有人称为关节嵴。第5关节突向下突出形成骶角（sacral cornu），位于骶管裂孔外侧。在骶外侧嵴和骶正中嵴之间的骨面为多裂肌附着，其周围为竖脊肌附着。

骶骨外侧面上宽下窄，宽阔的上份前部有耳状面，与髂骨的耳状面构成骶髂关节，耳状面后方骨面凹凸不平，为骶骨粗隆。下份迅速变窄形成其外侧缘，其下端弯向内侧形成下外侧角。

骶骨尖即第5骶椎下面，有关节面与尾骨相关节。

（二）尾骨

尾骨（coccyx，图4-1-7，图4-1-8）：呈三角形，由3～4块退化的尾椎融合而成。上接骶骨，下端游离为尾骨尖；其盆面朝向前上方，背面朝向后下。尾骨底由第1尾椎上面构成，有关节面与骶骨尖构成关节，其后外侧的尾骨角相当于第1尾椎的上关节突，与骶骨角连接。第1尾椎退化的横突与骶骨下外侧角融合并形成完整的第5骶孔。第2～4尾椎依次减小，并相互融合骨化。

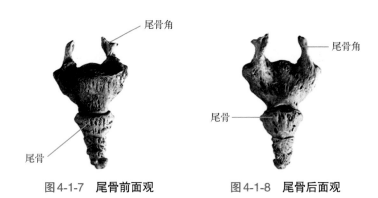

图4-1-7　**尾骨前面观**　　　　　图4-1-8　**尾骨后面观**

（三）骶尾骨的连结（图4-1-9，图4-1-10）

1.腰骶关节　腰骶关节是指第5腰椎和第1骶椎之间的连结。与其

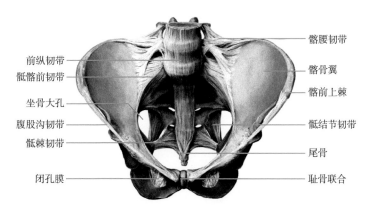

图4-1-9　**骨盆前面观**

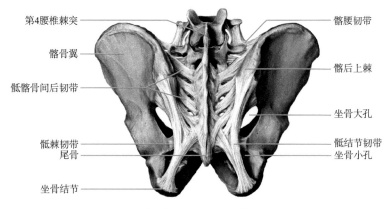

图 4-1-10　**骨盆后面观**

他椎骨一样，椎体之间借椎间盘相连，其前后分别有前纵韧带和后纵韧带附着。其两侧关节突关节的间隙较上面关节大。后面有黄韧带、棘上韧带和棘间韧带。此外，还有髂腰韧带连接于第5腰椎与骶骨和髂骨之间。

2. **髂腰韧带**　髂腰韧带连接于第5腰椎与骶骨和髂骨之间，由于其附着点较广泛，故根据附着部位的不同可分为几个部分。

3. **角间韧带**　连结于骶角与尾骨角后面。

4. **骶尾关节**　骶尾关节是骶骨尖与尾骨底之间的连结，主要包括其间的纤维软骨盘及周围的韧带连结。

纤维软骨盘是位于骶骨尖与尾骨底间的纤维软骨，其表面有薄层岛状的透明软骨覆盖。有时关节是滑膜性的，尾骨的活动性较大。

骶尾前韧带附着于骶、尾骨的前面，类似前纵韧带。

骶尾上后韧带自骶管裂孔边缘至尾骨后面，封闭骶管下部。

骶尾背侧深韧带自第5骶椎体后面至尾骨后面，类似后纵韧带。

骶尾外侧韧带类似横突间韧带，连接于尾骨横突和骶骨下外侧角，并参与构成第5骶神经孔。

（四）骶管

骶管由骶椎的椎孔相连而成，横断面呈三角形，它上通椎管，下端开口为骶管裂孔，两侧壁经4个椎间孔与骶前、后孔相通。由于形成骶管后壁的第5骶椎椎弓板缺如，故在第4或第3骶椎椎弓板下方形成一个弓形的裂孔称骶管裂孔（sacral hiatus），裂孔两侧有向下突出的部分即骶角，骶管麻醉常以骶角作为标志。

（周播江）

第二节　骶尾部超声检查方法及声像图特征

受检者取俯卧位，下腹部可垫一薄枕，使骶骨尽量保持在水平面；将涂有耦合剂的超声探头置于骶尾部皮肤表面，自上而下，从左到右，采用横切、纵切、斜切实时扫查骶尾部的肌肉、骨骼、韧带、血管，采集声像图并记录数据。

1.受检者取俯卧位，下腹部垫一薄枕，上肢上举置于头两侧，下肢放松平伸，于右腰背部触及髂嵴，将线阵探头置于髂嵴处纵切，平行于后正中线慢慢向左侧移动探头可见第5腰椎棘突，然后探头沿后正中线向尾侧缓慢移动，完成宽景成像，显示骶正中嵴超声宽景成像声像图。骶正中嵴矢状切面超声宽景成像声像图结果显示：骶正中嵴为宽大的强回声弧形隆起，几乎呈水平位伸向后方，第1～4骶正中嵴形态、大小及相邻骶正中嵴之间的距离各不相同；骶椎浅方的软组织从浅至深依次为皮肤、皮下脂肪、胸腰筋膜后层、竖脊肌腱膜及多裂肌（图4-2-1）。

2.受检者体位同上，先将线阵探头横切置于第一骶正中嵴水平，然后探头向右侧移动约2.0cm处可见高回声的骨性隆起，将探头置于该骨性隆起处纵切，平行于后正中线向第5骶椎做旁矢状切面扫查，完成宽景成像，显示骶中间嵴超声宽景成像声像图。骶中间嵴旁矢状切面超声宽景成像声像图结果显示：骶中间嵴是位于骶正中嵴外侧约2.0cm、略向皮肤隆起的骨性强回声；骶中间嵴浅方自浅至深依次为皮肤、皮下脂

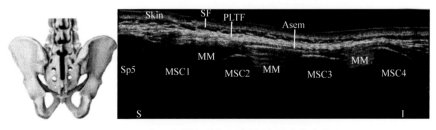

图4-2-1　骶正中嵴矢状切面超声宽景成像声像图

注：Sp5.第5腰椎棘突；MSC1.第1骶正中嵴；MSC2.第2骶正中嵴；MSC3.第3骶正中嵴；MSC4.第4骶正中嵴；Skin.皮肤；SF.皮下脂肪；PLTF.胸腰筋膜后层；Asem.竖脊肌腱膜；MM.多裂肌；S.上；I.下

肪、胸腰筋膜后层、竖脊肌腱膜及多裂肌（图4-2-2）。

3.受检者体位同上，将线阵探头置于第1骶正中嵴水平处横切，向右侧缓慢移动探头，屏幕中首先出现的骨性隆起为第1骶中间嵴，探头继续水平向右侧滑动，出现的骨性凹陷即为第1骶后孔。然后在第1骶后孔处探头旋转90°纵切，平行于后正中线向第四骶后孔做旁矢状切面扫查，完成宽景成像，显示骶后孔超声宽景成像声像图。骶后孔旁矢状切面超声宽景成像声像图结果显示：该切面可见骶椎与骶椎之间有4个回声失落区，自上而下为第1～4骶后孔。覆盖骶后孔的软组织自浅至深依次为皮肤、皮下脂肪、胸腰筋膜后层、竖脊肌腱膜及多裂肌（图4-2-3）。

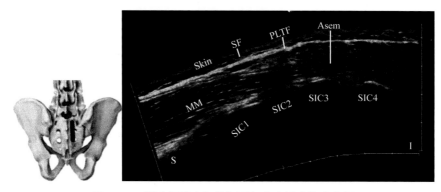

图4-2-2　骶中间嵴旁矢状切面超声宽景成像声像图

注：SIC1.第1骶中间嵴；SIC2.第2骶中间嵴；SIC3.第3骶中间嵴；SIC4.第4骶中间嵴；Skin.皮肤；SF.皮下脂肪；PLTF.胸腰筋膜后层；Asem.竖脊肌腱膜；MM.多裂肌；S.上；I.下

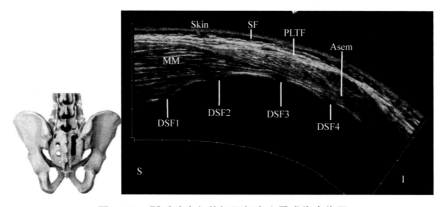

图4-2-3　骶后孔旁矢状切面超声宽景成像声像图

注：DSF1.第1骶后孔；DSF2.第2骶后孔；DSF3.第3骶后孔；DSF4.第4骶后孔；Skin.皮肤；SF.皮下脂肪；PLTF.胸腰筋膜后层；Asem.竖脊肌腱膜；MM.多裂肌；S.上；I.下

4.受检者体位同上，将线阵探头置于第1骶正中嵴水平处横切，向右侧缓慢移动探头，显示第1骶后孔，继续向右侧移动探头，第1骶后孔外侧的强回声隆起为第1骶外侧嵴，探头旋转90°，平行于后正中线向第5骶椎移动，完成宽景成像，显示骶外侧嵴超声宽景成像声像图。骶外侧嵴旁矢状切面超声宽景成像声像图结果显示：骶外侧嵴位于骶后孔稍外侧、略向后方凸起，旁矢状切面显示其呈"波浪样"线性强回声声像；骶外侧嵴浅方的软组织自浅至深依次为皮肤、皮下脂肪、臀大肌及多裂肌（图4-2-4）。

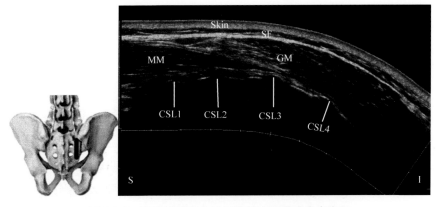

图4-2-4　**骶外侧嵴旁矢状切面超声宽景成像声像图**

注：CSL1.第1骶外侧嵴；CSL2.第2骶外侧嵴；CSL3.第3骶外侧嵴；CSL4.第4骶外侧嵴；Skin.皮肤；SF.皮下脂肪；GM.臀大肌；MM.多裂肌；S.上；I.下

5.受检者体位同上，将线阵探头置于后正中线上向尾侧缓慢移动，于第四骶正中嵴下方可见上下径约10.0cm的低回声区。将线阵探头在低回声区纵切，然后探头缓慢向尾骨移动，屏幕中出现尾骨后继续向下扫查，显示骶管裂孔、骶尾背侧韧带、外终丝、后纵韧带、骶骨、骶尾关节及尾骨间关节之间的解剖关系。骶管裂孔矢状切面超声宽景成像声像图结果显示：骶角对应第5骶椎，第5骶椎与第1尾椎之间的回声失落区为骶尾关节；在骶尾椎表面的4条略强回声光带自浅至深分别为骶尾背侧浅韧带、骶尾背侧深韧带、外终丝及后纵韧带（图4-2-5）。

6.受检者体位同上，将线阵探头置于后正中线上，探头沿着后正中线向尾侧缓慢移动，屏幕中出现尾骨后继续向下扫查，显示尾骨、肛门及肛尾韧带之间的解剖关系。肛尾韧带矢状切面超声声像图结果显示：尾

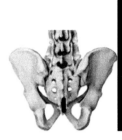

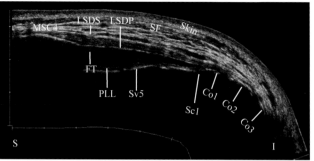

图4-2-5 骶管裂孔矢状切面超声宽景成像声像图

注：MSC4.第4骶正中嵴；Sv5.第5骶椎；Scl.骶尾关节；Co1.第1尾椎；Co2.第2尾椎；Co3.第3尾椎；Skin.皮肤；SF.皮下脂肪；LSDS.骶尾背侧浅韧带；LSDP.骶尾背侧深韧带；FT.外终丝；PLL.后纵韧带；S.上；I.下

骨为强回声的弧形隆起，肛门为略低回声区，尾骨与肛门之间的带状强回声为肛尾韧带，韧带内可见排列整齐的强回声的弹性纤维（图4-2-6）。

7.受检者取俯卧位，下腹部垫一薄枕，上肢上举置于头两侧，下肢放松平伸，将线阵探头置于后正中线第1骶正中嵴水平横切，探头缓慢滑行至右侧肩胛线髂骨投影处，完成图像，显示该水平右侧肌肉、骨骼、关节之间的解剖关系；同时，在第1骶正中嵴水平做宽景成像，显示该水平左右肩胛线髂骨投影之间的肌肉、骨骼、关节及韧带之间的解剖关系。右侧髂骨第1骶正中嵴水平超声声像图结果显示：髂后上棘至骶中间嵴之间的带状强回声为骶髂背侧后长韧带，韧带内可见排列整

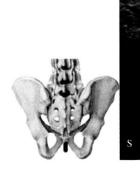

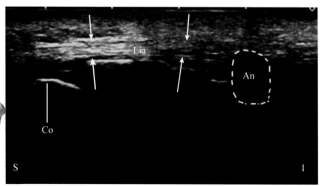

图4-2-6 肛尾韧带矢状切面超声声像图

注：Co.尾骨；An.肛门（白色虚线）；Lia.肛尾韧带（白色箭头）；S.上；I.下

齐的强回声的束状弹性纤维；第1骶正中嵴至右侧肩胛线髂骨投影处之间，内向外的骨性结构分别为骶正中嵴、骶中间嵴、骶后孔、骶外侧嵴、骶髂关节及髂骨；第1骶正中嵴与右侧肩胛线髂骨投影处声窗内的软组织，自浅至深分别为皮肤、皮下脂肪、胸腰筋膜后层、竖脊肌腱膜及多裂肌（图4-2-7）。第1骶正中嵴水平宽景成像显示：该水平以后骶正中嵴为中线，左右肩胛线髂骨投影之间的肌肉、骨骼、关节及韧带的结构及位置是对称的（图4-2-8）。

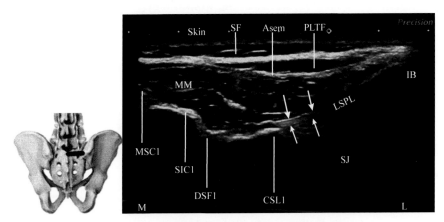

图4-2-7 右侧骶骨第1骶正中嵴水平超声声像图

注：MSC1.第1骶正中嵴；SIC1.第1骶中间嵴；DSF1.第1骶后孔；CSL1.第1骶外侧嵴；SJ.骶髂关节；IB.髂骨；Skin.皮肤；SF.皮下脂肪；PLTF.胸腰筋膜后层；Asem.竖脊肌腱膜；MM.多裂肌；LSPL.骶髂后长韧带（白色箭头）；L.外；M.内

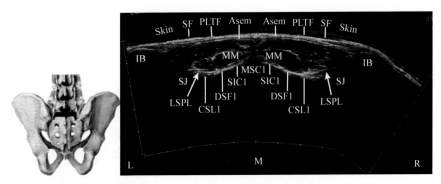

图4-2-8 第1骶正中嵴水平超声宽景成像声像图

注：IB.髂骨；SJ.骶髂关节；LSPL.骶髂后长韧带；CSL1.第1骶外侧嵴；DSF1.第1骶后孔；SIC1.第1骶中间嵴；MSC1.第1骶正中嵴；PLTF.胸腰筋膜后层；Asem.竖脊肌腱膜；MM.多裂肌；Skin.皮肤；SF.皮下脂肪；L.左；M.中；R.右

8.受检者体位同上，将线阵探头置于后正中线第2骶正中嵴水平横切，探头缓慢滑行至右侧肩胛线髂骨投影处，完成图像，显示该水平右侧肌肉、骨骼、关节之间的解剖关系。右侧骶骨第2骶正中嵴水平超声声像图结果显示：髂骨至骶中间嵴之间的带状强回声为骶髂背侧后长韧带，韧带内可见排列整齐的强回声的束状弹性纤维；第2骶正中嵴至髂骨之间的骨性结构由内而外分别为骶正中嵴、骶中间嵴、骶后孔、骶外侧嵴、骶髂关节及髂骨；第2骶正中嵴与右侧肩胛线髂骨投影处声窗内的软组织，自浅至深分别为皮肤、皮下脂肪、胸腰筋膜后层、竖脊肌腱膜及多裂肌（图4-2-9）。

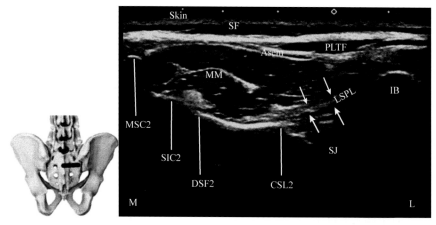

图4-2-9　右侧骶骨第2骶正中嵴水平超声声像图

注：MSC2.第2骶正中嵴；SIC2.第2骶中间嵴；DSF2.第2骶后孔；CSL2.第2骶外侧嵴；SJ.骶髂关节；IB.髂骨；Skin.皮肤；SF.皮下脂肪；PLTF.胸腰筋膜后层；Asem.竖脊肌腱膜；MM.多裂肌；LSPL.骶髂后长韧带（白色箭头）；L.外；M.内

9.受检者体位同上，将线阵探头置于后正中线第3骶正中嵴水平横切，探头缓慢滑行至右侧肩胛线髂骨投影处，完成图像，显示该水平右侧肌肉、骨骼、关节之间的解剖关系。右侧骶骨第3骶正中嵴水平超声声像图结果显示：第3骶正中嵴水平的骨性结构由内而外分别为骶正中嵴、骶中间嵴、骶后孔、骶外侧嵴；第2骶正中嵴至骶外侧嵴声窗内的软组织，自浅至深分别为皮肤、皮下脂肪、胸腰筋膜后层、竖脊肌腱膜及多裂肌；骶外侧嵴外缘为臀大肌，肌内可见排列整齐的肌丝回声；该水平切面无法显示骶髂背侧韧带及髂骨（图4-2-10）。

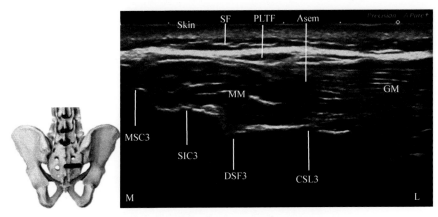

图4-2-10 右侧骶骨第3骶正中嵴水平超声声像图

注：MSC3.第3骶正中嵴；SIC3.第3骶中间嵴；DSF3.第3骶后孔；CSL3.第3骶外侧嵴；Skin.皮肤；SF.皮下脂肪；PLTF.胸腰筋膜后层；Asem.竖脊肌腱膜；MM.多裂肌；GM.臀大肌；L.外；M.内

　　10.受检者体位同上，将线阵探头置于后正中线第4骶正中嵴水平横切，探头缓慢滑行至右侧肩胛线髂骨投影处，完成图像，显示该水平右侧肌肉、骨骼、关节之间的解剖关系。右侧骶骨第4骶正中嵴水平超声声像图结果显示：骶尾部第4骶正中嵴水平超声宽景成像声像图结果显示：第4骶正中嵴水平的骨性结构由内而外分别为骶正中嵴、骶中间嵴、骶后孔、骶外侧嵴；第4骶正中嵴至骶外侧嵴声窗内的软组织，自浅至深分别为皮肤、皮下脂肪、臀大肌、胸腰筋膜后层、竖脊肌腱膜及多裂肌（图4-2-11）。

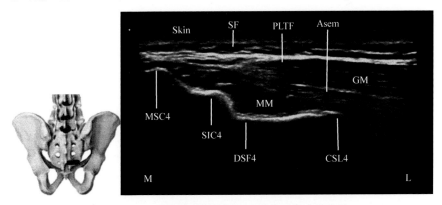

图4-2-11 右侧骶骨第4骶正中嵴水平超声声像图

注：MSC4.第4骶正中嵴；SIC4.第4骶中间嵴；DSF4.第4骶后孔；CSL4.第4骶外侧嵴；Skin.皮肤；SF.皮下脂肪；PLTF.胸腰筋膜后层；Asem.竖脊肌腱膜；MM.多裂肌；GM.臀大肌；L.外；M.内

11.受检者体位同上，将线阵探头置于后正中线骶角水平横切，显示两侧骶角与骶尾背侧浅、深韧带之间的解剖关系。骶骨骶角水平超声声像图结果显示：骶角为宽大的弧形强回声，以后正中线为中线，左右对称；骶角外侧的软组织自浅至深分别为皮肤、皮下脂肪及臀大肌；左右骶角之间的低回声区为骶管裂孔，骶管裂孔内紧贴骶骨表面的强回声光带为后纵韧带，后纵韧带浅方3条强回声光带自浅入深分别为骶尾背侧浅韧带、骶尾背侧深韧带及外终丝（图4-2-12）。

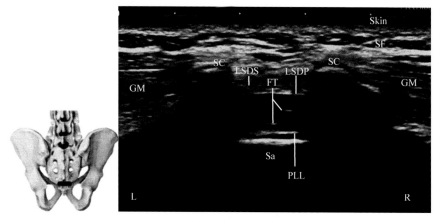

图4-2-12　骶骨骶角水平超声声像图

注：SC.骶角；LSDS.骶尾背侧浅韧带；FT.外终丝；LSDP.骶尾背侧深韧带；PLL.后纵韧带；Skin.皮肤；SF.皮下脂肪；GM.臀大肌；Sa.骶骨；L.左侧；R.右侧

12.受检者体位同上，将线阵探头置于后正中线尾角水平横切，显示尾角、骶尾背侧韧带浅、深韧带之间的解剖关系。尾角水平超声声像图结果显示：尾骨为略凸向皮肤的弧形强回声光带后方伴声影，弧形强回声光带两侧隆起的与之相连的强回声光团为尾角，尾角外侧为臀大肌声像；尾骨浅方紧贴尾骨的略强回声光带自浅至深分别为骶尾背侧浅韧带及骶尾背侧深韧带（图4-2-13）。

13.受检者取俯卧位，腹部垫一薄枕，上肢上举置于头两侧，下肢放松平伸，将凸阵探头置于右侧髂嵴最高点，探头长轴与髂嵴走行方向垂直，向髂后上棘方向缓慢移动探头，保持探头移动过程中其长轴始终与髂嵴走行方向垂直。屏幕中出现的第一个骨性结构为第5腰椎横突，在此处冻结并保存图像，显示第5腰椎横突、髂嵴、髂腰韧带下束、竖

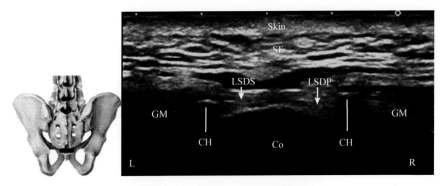

图 4-2-13　尾角水平超声声像图

注：CH.尾角；Co.尾骨；GM.臀大肌；Skin.皮肤；SF.皮下脂肪；LSDS.骶尾背侧浅韧带；LSDP.骶尾背侧深韧带；L.左侧；R.右侧

脊肌、多裂肌之间的解剖关系。探头继续向下缓慢滑动，此时屏幕中出现的骨性结构为腰5骶1关节突关节，在此处冻结并保存图像，显示腰5骶1关节突关节、髂嵴、骶髂后短韧带、多裂肌、竖脊肌腱膜、胸腰筋膜后层之间的解剖关系。右侧腰骶髂交界区髂腰韧带下束声像图结果显示：髂嵴与第5腰椎横突均呈弧形强回声后方伴声影；第5腰椎横突与髂嵴内唇之间可见带状强回声的斜向走行的髂腰韧带下束，呈三角形，韧带内部可见粗大的弹性纤维排列成束；髂腰韧带浅方由浅至深依次为皮肤、皮下组织、竖脊肌与多裂肌的图像（图4-2-14）。右侧腰骶

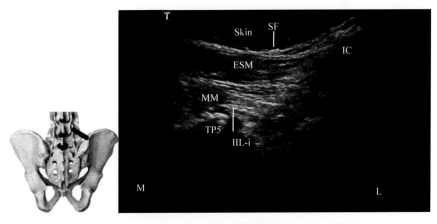

图 4-2-14　右侧腰骶髂交界区髂腰韧带下束超声声像图

注：Skin.皮肤；SF.皮下脂肪；ESM.竖脊肌；MM.多裂肌；TP5.第5腰椎横突；IC.髂嵴；IIL-i.髂腰韧带下束；M.内；L.外

髂交界区骶髂后短韧带声像图结果显示：髂嵴与腰5骶1关节突关节均呈弧形强回声后方伴声影；髂嵴与腰5骶1关节突关节之间可见呈短粗带状强回声的骶髂后短韧带，连于关节突与髂嵴之间；骶髂后短韧带浅方由浅至深分别为皮肤、皮下组织、胸腰筋膜后层、竖脊肌腱膜、多裂肌的图像（图4-2-15）。

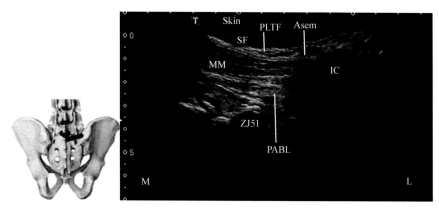

图4-2-15 右侧腰骶髂交界区骶髂后短韧带超声声像图

注：ZJ51.腰5骶1关节突关节；IC.髂嵴；PABL.骶髂后短韧带；Skin.皮肤；SF.皮下脂肪；PLTF.胸腰筋膜后层；Asem.竖脊肌腱膜；MM.多裂肌；M.内；L.外

14.受检者取俯卧位，下腹部垫一薄枕，上肢上举置于头两侧，下肢放松平伸，将凸阵探头置于第1骶外侧嵴与髂嵴之间，呈内下外上方向，显示骶骨外侧动脉骶髂关节分支。右侧骶外侧动脉骶髂关节分支声像图结果显示：红色的血流信号为骶外侧动脉骶髂关节分支；该动脉分支浅方由浅入深依次为皮肤、胸腰筋膜后层、竖脊肌腱膜及多裂肌；该动脉分支深方自浅入深分别为骶髂背侧浅韧带（亦称骶髂后长韧带）、骶髂背侧深韧带（亦称骶髂后短韧带）、骶骨；该动脉分支的左侧为骶骨，右侧为髂嵴（图4-2-16）。

15.受检者取俯卧位，下腹部垫一薄枕，上肢上举置于头两侧，下肢放松平伸，将凸阵探头置于骶角下方，横切显示第5骶椎，将探头置于第5骶椎上下端中点处横切，随后将探头顺时针旋转15°～20°、自内上向外下走行，屏幕中首先出现的低回声区即为坐骨大孔，在此处冻结并保存图像，显示坐骨大孔内臀上动脉、臀下动脉、阴部内动脉、坐骨神经及梨状肌（对于半数对象，无法在同一切面同时能显示臀上动脉

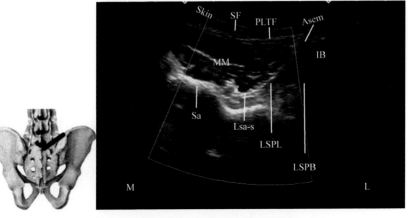

图4-2-16 右侧骶外侧动脉骶髂关节分支超声声像图

注：Sa.骶骨；Lsa-s.骶外侧动脉骶髂关节分支；LSPL.骶髂后长韧带；LSPB.骶髂后短韧带；IB.髂骨；Skin.皮肤；PLTF.胸腰筋膜后层；Asem.竖脊肌腱膜；MM.多裂肌；M.内；L.外

及臀下动脉，此时可先探及臀下动脉及阴部内动脉，然后向头侧偏转探头，即可显示臀上动脉）。将探头继续向外下走行，屏幕中首先出现的强回声隆起为坐骨棘，将探头在坐骨棘水平横切，随后水平向左移动，显示尾横突。右侧坐骨大孔、臀上动脉、臀下动脉、阴部内动脉、坐骨神经、梨状肌的超声声像图结果显示：骶骨与坐骨棘为线性强回声，后方伴声影；骶骨与坐骨棘之间可见内上方及外下方的动脉血流信号，该血流信号对应的结构分别为臀上动脉、臀下动脉及阴部内动脉，其中臀上动脉出自梨状肌上孔，臀下动脉、阴部内动脉出自梨状肌下孔；臀上动脉与臀下动脉之间的低回声区为梨状肌，梨状肌内的肌纤维可见；阴部内动脉毗邻的筛网状结构为坐骨神经；坐骨大孔浅方为臀大肌声像（图4-2-17）。

16.受检者取俯卧位，下腹部垫一薄枕，上肢上举置于头两侧，下肢放松平伸，将线阵探头置于两侧骶角连线的中点处纵切，探头向尾骨方向缓慢移动，显示骶管裂孔的游离缘与尾骨后表面之间的骶尾背侧浅韧带及骶尾背侧深韧带。骶尾背侧韧带的超声声像图结果显示：骶正中嵴、骶椎及尾椎均呈线性强回声，后方伴声影；骶管裂孔游离缘与尾椎之间内高外低斜向走行的带状略强回声为骶尾背侧浅韧带；第5骶椎背侧面与尾骨之间水平走行的带状略强回声为骶尾背侧深韧带；上述韧带内可见弹性纤维排列成束；终丝出骶管裂孔经第5骶椎背侧到达尾骨，位于骶尾背侧深韧带深方，呈线性强回声（图4-2-18）。

17.受检者体位同上，将凸阵探头置于骶角处横切，探头水平下移至骶角消失，屏幕中出现的左右两端隆起的骨性标志为尾角，探头继续下移，显示的两端略隆起的强回声光团为尾横突，随后向右侧缓慢水平移动探头，屏幕中出现的第一个骨性突起为坐骨棘。探头顺时针旋转约80°，呈内上外下方向，显示第4骶外侧嵴与尾横突外侧之间至坐骨

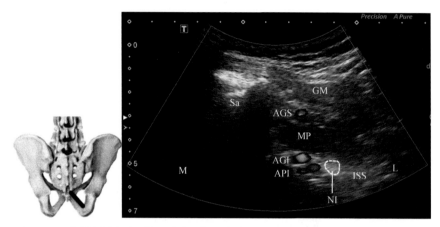

图4-2-17 右侧坐骨大孔、臀上动脉、臀下动脉、阴部内动脉、坐骨神经、梨状肌的超声声像图

注：Sa.骶骨；GM.臀大肌；MP.梨状肌；AGS.臀上动脉；AGI.臀下动脉；API.阴部内动脉；NI.坐骨神经（白色虚线）；ISS.坐骨棘；M.内；L.外

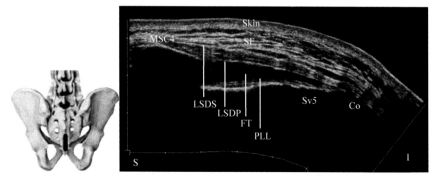

图4-2-18 骶尾背侧韧带超声宽景成像声像图

注：MSC4.第4骶正中嵴；Skin.皮肤；SF.皮下脂肪；LSDS.骶尾背侧浅韧带；LSDP.骶尾背侧深韧带；FT.外终丝；PLL.后纵韧带；Sv5.第5骶椎；Co.尾骨；S.上；I.下

棘的骶棘韧带。右侧骶棘韧带超声声像图结果显示：骶骨外侧缘为弧形强回声光带，后方伴声影；坐骨棘为局部突起的强回声光团，后方伴声影；骶骨外侧缘与坐骨棘之间的强回声束状光带为骶棘韧带，呈三角形；骶棘韧带表面自浅至深依次为皮肤、皮下脂肪、胸腰筋膜后层、竖脊肌腱膜及臀大肌声像（图4-2-19）。

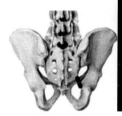

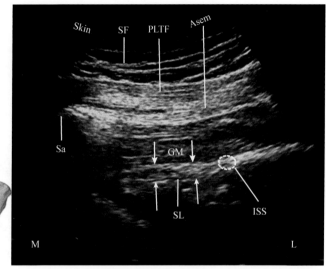

图4-2-19　右侧骶棘韧带超声声像图

注：Sa.骶骨；ISS.坐骨棘（白色虚线）；SL.骶棘韧带（白色箭头）；Skin.皮肤；SF.皮下脂肪；PLTF.胸腰筋膜后层；Asem.竖脊肌腱膜；GM.臀大肌；M.内；L.外

18.受检者体位同上，将凸阵探头置于右侧坐骨结节内侧缘横切，探头顺时针旋转约70°，呈内上外下方向，显示骶尾骨外侧缘与坐骨结节内侧缘之间的骶结节韧带。右侧骶结节韧带超声声像图结果显示：骶骨与坐骨结节均为弧形强回声，后方伴声影；骶结节韧带位于骶骨下部的外侧缘与坐骨结节内侧缘之间，呈扇形，韧带内可见粗大的条带状弹性纤维排列成束；韧带后表面为竖脊肌腱膜，腱膜浅方为臀大肌声像（图4-2-20）。

19.受检者体位同上，将线阵探头置于右侧第2骶正中嵴水平横切，显示骶中间嵴，将探头逆时针旋转约20°，呈内下外上方向，向髂后上棘方向移动，显示第2、3、4骶中间嵴与髂后上棘之间的骶髂后长韧带。

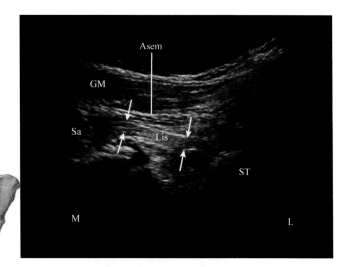

图4-2-20　右侧骶结节韧带超声声像图

注：Sa.骶骨；ST.坐骨结节；Lis.骶结节韧带（白色箭头）；GM.臀大肌；Asem.竖脊肌腱膜；L.外；M.内

右侧骶髂后长韧带超声声像图结果显示：髂后上棘、骶中间嵴均为线状强回声，后方伴声影；骶髂关节是位于骶骨与髂骨之间的回声失落区；图中箭头所示的、位于髂后上棘与骶中间嵴之间的近似水平走行的强回声光带为骶髂后长韧带（图4-2-21）。

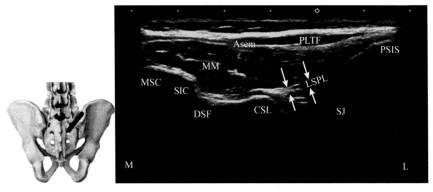

图4-2-21　右侧骶髂后长韧带超声声像图

注：MSC.骶正中嵴；SIC.骶中间嵴；DSF.骶后孔；CSL.骶外侧嵴；SJ.骶髂关节；PSIS.髂后上棘；LSPL.骶髂后长韧带（白色箭头）；MM.多裂肌；Asem.竖脊肌腱膜；PLTF.胸腰筋膜后层；M.内；L.外

20.受检者体位同上，将线阵探头置于骶髂后长韧带，以探头左侧端为圆心，将探头顺时针旋转约15°，呈内下外上方向，显示骶外侧嵴与髂后上棘之间的骶髂后短韧带。右侧骶髂后短韧带超声像图结果显示：髂后上棘、髂后下棘均呈弧形强回声，后方伴声影；骶椎呈线状强回声，后方伴声影；髂骨与骶骨之间的回声失落区为骶髂关节；骶髂后短韧带是位于髂后下棘与骶外侧嵴之间、近似垂直走行的带状强回声光带，又称为骶髂背侧深韧带，骶髂后短韧带与骶髂后长韧带于第2骶外侧嵴附近可见交叉重叠声像（图4-2-22）。

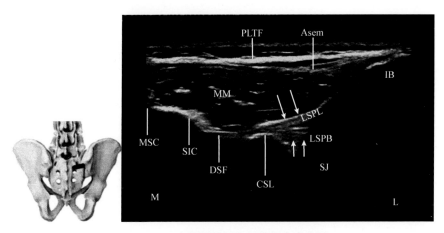

图4-2-22　右侧骶髂后短韧带超声声像图

注：MSC.骶正中嵴；SIC.骶中间嵴；DSF.骶后孔；CSL.骶外侧嵴；SJ.骶髂关节；IB.髂骨；LSPB.骶髂后短韧带（白色粗箭头）；LSPL.骶髂后长韧带（白色细箭头）；MM.多裂肌；Asem.竖脊肌腱膜；PLTF.胸腰筋膜后层；M.内；L.外

21.受检者体位同上，将线阵探头置于骶角处横切，显示两侧骶角，然后将探头置于右侧骶角与尾角处纵切，显示骶角与尾角之间的骶尾角间韧带。右侧骶尾角间韧带超声声像图结果显示：骶角及尾角均为弧形强回声，后方伴声影；骶尾角间韧带是位于骶角及尾角之间的强回声光带，韧带内可见弹性纤维呈束状排列；骶尾角间韧带浅方的软组织由浅至深依次为皮肤、皮下脂肪与臀大肌（图4-2-23）。

22.受检者体位同上，将线阵探头置于右侧骶骨下外侧角与右侧尾骨横突之间，显示骶尾外侧韧带。右侧骶尾外侧韧带超声声像图结果显示：骶角为线性强回声光带，后方伴声影；尾横突为向皮肤隆起的强回

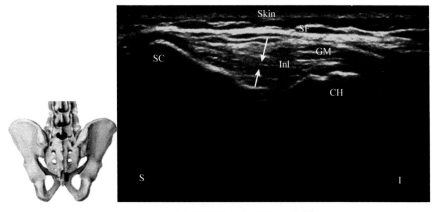

图 4-2-23　右侧骶尾角间韧带超声声像图

注：SC.骶角；CH.尾角；Inl.角间韧带（白色箭头）；GM.臀大肌；Skin.皮肤；SF.皮下脂肪；S.上；I.下

声光团，后方伴声影；骶角与尾横突之间的带状强回声为骶尾外侧韧带，韧带内可见纤维整齐排列；骶尾外侧韧带浅方软组织由浅至深依次为皮肤、皮下脂肪与臀大肌（图4-2-24）。

23.受检者体位同上，将线阵探头置于第5腰椎棘突与第1骶正中嵴之间，显示腰骶棘间韧带。腰骶棘间韧带超声声像图结果显示：第5腰椎棘突（简称L5，下同）与第1骶正中嵴（简称S1，下同）呈宽大的强回声弧形光带，后方伴声影；L5与S1之间的略强带状强回声为腰骶

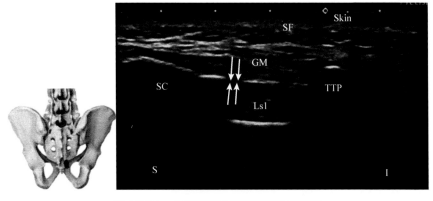

图 4-2-24　右侧骶尾外侧韧带超声声像图

注：SC.骶角；TTP.尾横突；Lsl.骶尾外侧韧带；Skin.皮肤；SF.皮下脂肪；GM.臀大肌；S.上；I.下

棘间韧带；腰骶棘间韧带浅方的软组织，自浅至深依次为皮肤、皮下脂肪、胸腰筋膜后层（图4-2-25）。

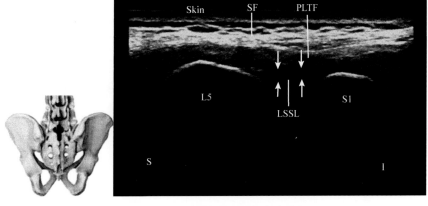

图4-2-25　腰骶棘间韧带超声声像图

注：L5.第5腰椎棘突；S1.第一骶正中嵴；LSSL.腰骶棘间韧带（白色箭头）；Skin.皮肤；SF.皮下脂肪；PLTF.胸腰筋膜后层；S.上；I.下

（尹　倩　曲　涛　鄂占森）

第三节　高频超声在骶尾部肌骨疾病中的应用进展

随着超声诊断仪器和诊断技术的升级及临床需求的不断增加，高频超声越来越广泛地应用于肌肉骨骼系统疾病的诊断，受到越来越多的超声医师的关注及相关科室医生的欢迎。高频超声与传统的影像学方法如CT、X线及MRI相比在诊断肌肉骨骼疾病方面具有明显优势。X线对骨折很敏感，但软骨骨折时常规X线拍片不易发现骨折线。CT能显示骨和软骨，但很难清晰显示组织间的毗邻关系。MRI在诊断骨和软组织方面有重要作用，但是费用昂贵，且受患者内置金属材料的限制。近年来，超声弹性成像及宽景成像作为新的超声成像技术，大大扩展了超声诊断范围，弥补了常规超声的不足，使现代超声技术更加完善，弹性成像被称为继A、B、C、D型之后的E型模式。目前弹性成像技术的应用主要集中于甲状腺、乳腺、前列腺、肝脏及血管壁等部位的病变。相信随着弹性成像技术的不断成熟，高频超声在肌肉骨骼系统疾病诊断中将能够发挥更加重要的作用。超声"萤火虫"成像技术是新近被研发出来的一项专门用于探测组织微钙化的应用技术，该技术使超声诊断微钙化的性能得到最大程度的发挥。目前，国内外对该项技术的应用研究报道仅限于乳腺癌及甲状腺癌的诊断，随着该成像技术在肌肉骨骼系统疾病检查的应用，该技术对肌骨疾病损伤性钙化及肿物内钙化将有重要的诊断价值。萤火虫技术会越来越多地运用到骨骼和软组织疾病的患者诊疗中来。近年来，有关超声诊断肌肉骨骼系统疾病的国内外文献报道日益增多，但对于骶尾部肌肉骨骼系统的报道相对较少，现就高频超声在骶尾部肌肉骨骼系统疾病诊疗中的应用进行综述。

一、肿瘤及肿瘤样病变

1. 良性肿物

（1）囊肿样病变

①表皮样囊肿：可以发生于任何年龄段和身体的不同部位，先天性表皮样囊肿多见于中枢神经系统内及生殖系统内；后天性的常发于易受伤、磨损处，多位于头皮、颈背部、阴囊、腰骶部的真皮组织及皮下组织内。大多数腰骶部表皮样囊肿为先天性胚胎残余瘤（同时可合并脊柱裂、皮下脂肪瘤等），少数为腰椎穿刺所致。表皮样囊肿超声声像图表现为圆形或椭圆形肿块，边界清晰，包膜完整，内回声与其囊内所包含物质的多少有关，有的呈"洋葱样"回声，有的则为类实性回声；彩色多普勒血流图显示内部无任何彩色血流信号，这也是表皮囊肿与浅表软组织实性肿瘤相鉴别的特点之一，后者CDFI常显示丰富彩色血流信号。

②皮样囊肿：皮样囊肿是由胚胎期偏离原位的皮肤细胞原基形成的先天性囊肿，发生于皮下组织，是错构瘤的一种。骶尾部的皮样囊肿较少，早期体积不大，生长缓慢，多缺乏典型症状及体征而被忽视。刘洪涛等报道，骶尾部皮样囊肿的超声声像图表现为低回声或无回声的圆形或椭圆形光团，边界清晰，囊壁完整，囊内可见密集光点分布（随体位移动），后方回声增强。CDFI显示团块内无血流信号。

③骶管内蛛网膜囊肿：骶管内蛛网膜囊肿又称骶管内脊膜囊肿，是一种来源于蛛网膜或脊神经根鞘的良性病变。该病临床并不少见，但其超声表现方面的报道较少。倪琼等报道，骶管内脊膜囊肿的超声声像图特点为在相应节段骶管内可见圆形或椭圆形无回声光团，边界清晰，囊

壁光滑，内透声好，后方回声增强，彩色多普勒血流图显示囊内无血流信号。

④皮脂腺囊肿：皮脂腺囊肿多发生于皮脂分泌旺盛的部位，如头面部、背部及臀部，也有发生在乳房及阴囊的报道，发生于骶尾部且体积较大者的报道少见。张洁等报道皮脂腺囊肿的超声声像图为皮下软组织内可见回声不均匀的混合性圆形或类圆形光团，边界清晰，包膜完整，囊壁较厚，光团内可见密集光点回声，加压探头可见光团变形，探头挤压较大肿块时可见肿块内部缓慢流动。彩色多普勒图像显示多数光团内部及周边无血流信号，若合并感染，则光团内部及周边可见血流信号显示。

⑤异位囊肿：支气管黏膜异位多见于纵隔，较少异位于骶尾部。何玉梅报道了一例支气管黏膜异位于骶尾部形成异位囊肿的病例。超声声像图表现为：骶尾部皮下软组织中可见一囊性包块，边界清晰，内透声差，可见纤细分隔，包块紧贴骶尾骨。彩色多普勒图像未见包块内部血流信号显示。

（2）骨巨细胞瘤：骨巨细胞瘤好发年龄为20～40岁，是一种起源于非成骨性结缔组织的骨肿瘤。L. van der Heijden等认为，骨巨细胞瘤是一种良性的、局部浸润的原发骨肿瘤，主要侵犯长骨干骺端，在中轴骨中最易侵犯骶骨。林云等报道，骨巨细胞瘤超声声像图表现为肿瘤区骨质破坏，表面可见纤细的线状骨皮质回声，边界清晰，其内为均质低回声（有囊性变时呈无回声区），内透声好。该肿瘤与正常骨质界线清楚。

（3）海绵状血管瘤：海绵状血管瘤是由多条血管组织伸延、扩张所形成的海绵状腔隙。该病多见于四肢、躯干、颈部、面部及腹腔内。超声声像图像特征为形态不规则、大小不等的低或无回声区，内可见网格状或蜂窝状分隔，边界不清，无包膜。加压试验是诊断海绵状血管瘤的有效方法。探头加压时彩色多普勒图像显示彩色血流以蓝色为主，此时血液背离探头，提示血流从瘤体内流出；探头减压可见瘤体恢复原状，此时可见以红色为主的彩色血流，提示血流流向探头。目前国内外文献报道中关于骶尾部血管瘤的彩色多普勒检查主要为产前诊断，郑力鹏等报道，产前超声诊断的声像图多表现为实质均质性光团，回声与胎盘回声类似，部分瘤体内可见囊性无回声区，彩色多普勒可测及血流信号，并且当彩色多普勒显示有明显的动静脉瘘时常提示肿瘤较大，可能引起胎儿心衰进而死亡。

（4）良性畸胎瘤：畸胎瘤又称胚芽细胞瘤，是骶尾部最常见的先天性肿瘤。目前国内外有关骶尾部畸胎瘤的文献多局限在产前诊断方面，谢琼等报道，产前诊断畸胎瘤超声声图像图的表现因畸胎瘤的良恶性而不同。良性多为囊性，形态规则，包块内可见脂质分层征、面团征等特征性的图像。恶性常表现为形态不规则，多为实性或囊实混合性结构，内回声紊乱。彩色多普勒显示畸胎瘤伴有动静脉瘘者血流速度明显增快，可出现五彩镶嵌血流。郭敏等报道了一例关于成年人的骶尾部畸胎瘤超声表现，明确提出了超声检查可根据良、恶性畸胎瘤超声声像图的不同而采取不同的治疗方法。Vedran Stefanovic 等报道了两例在分娩前经超声引导下介入性治疗胎儿畸胎瘤，从而避免了因畸胎瘤破裂或剖宫产大出血所导致的多种并发症。

（5）良性神经源性肿瘤：神经鞘瘤是最常见的周围神经肿瘤之一，多发生于四肢、躯干、颈部等部位的浅表组织，目前国内外关于骶尾部神经鞘瘤超声表现的文献报道较少。Wen-Luan Yang 等报道，近年来超声技术的发展不仅能越来越精确的测量神经鞘瘤多个参数，如瘤体的回声性质、大小、形状、相邻周围组织的超声特点、彩色多普勒的分级及频谱多普勒的阻力系数等，还能观察瘤体的多种特征性表现，如静脉石、强回声的脂肪小叶、中心坏死及内部钙化灶等。张新源等报道，神经鞘瘤超声声像图表现为实质性均匀性圆形、椭圆形或梭形低回声光团，边界清晰，包膜回声增强，光团后方回声稍增强；合并瘤内出血或液化坏死时于光团内可见多个大小不等的不规则的无回声区；肿瘤长轴的一端或两端可见细尾状低回声与之相连的，称为鼠尾征，是神经鞘瘤的特征性表现；CDFI 显示瘤体边缘少量血流信号。

（6）脂肪瘤：脂肪瘤是一种较为常见的良性肿瘤，常为多发，多发生于富含脂肪组织的部位，如皮下脂肪层。王坚峰报道，骶尾部脂肪瘤超声声像图的特点为位于皮下脂肪层内的高回声或偏低回声光团，边界清晰，包膜完整，内部回声均匀，推之可活动，多数病例彩色多普勒图像未见血流信号显示。脂肪纤维瘤病好发于婴幼儿，多见于男性，手、上臂、大腿和足等部位，但鲜见发生于骶尾部的脂肪纤维瘤报道。周雅芹等报道了一例骶尾部脂肪纤维瘤的病例，其超声声像图为骶尾部皮下软组织内见一个实性不均质回声光团，边界清晰，内可见密集的粗条索样高回声与低回声交错分布，彩色多普勒血流图未见明显彩色血流信号显示。

2.恶性肿物

（1）脊索瘤：脊索瘤是一种来源于胚胎期残留的脊索细胞的低度恶性肿瘤，主要见于中轴骨附近，即颅底、脊柱及骶骨处。孙怀玉报道，该病以骶尾部最多见。骶尾部脊索瘤常发生在骶骨中线水平，以第2骶椎以下最为多见。骶尾部脊索瘤超声声像图可见骶尾部实质性肿块，边缘清楚，内回声不均匀，可见强回声骨块影，CDFI可见内部无血流信号或较丰富血流信号。

（2）尤因肉瘤：尤因肉瘤属高恶性程度的肿瘤，多数学者认为其是源于骨髓的未分化网状细胞，多见于青壮年，85%发生于20～30岁，发生部位多数见于四肢及脊柱旁软组织。黄波报道，骶尾部尤因肉瘤表现为皮下软组织内低回声团块，边界尚清，边缘不规则，回声欠均匀。彩色多普勒图像显示团块内部及周围少许点状、短线状血流信号。

（3）骨平滑肌肉瘤：平滑肌肉瘤是一种具有平滑肌分化倾向的恶性梭形细胞肉瘤。由于骨骼本身缺乏平滑肌组织，故骨原发性平滑肌肉瘤（PLB）细胞的组织来源尚无法定论。PLB少见，且以发生于骶骨者更为少见，佘响云报道了骶骨PLB一例。目前国内外文献鲜有关于超声诊断骶尾部PLB的报道。高振华等对PLB的临床、影像学和病理分析进行了总结，指出了大多数PLB的X线表现，主要表现为骨质破坏和周围软组织肿物。高频超声可明确诊断骶骨骨质有无破坏及周围软组织的病变，这就为高频超声诊断骶尾部PLB奠定了基础。

（4）神经母细胞瘤：神经母细胞瘤（NB）是由未分化的神经母细胞构成的一种高度恶性肿瘤，居儿童恶性肿瘤首位，很少发生于成年人。NB大多起源于肾上腺髓质，发生在骶骨部位属罕见。郑彤等报道了1例发生于骶骨及椎管内的神经母细胞瘤。何英等报道，高频超声是NB患者术前诊断与治疗后随访的最佳检查方法。NB的超声声像图特征为：瘤体以略低回声为主，边界欠清，形态不规则，内回声不均匀，瘤体内常可见钙化及液化声像，CDFI显示较丰富血流信号。瘤体常挤压周边脏器，包绕腹膜后大血管，但不侵犯血管腔。

（5）软骨肉瘤：软骨肉瘤是由肉瘤性成软骨细胞或软骨细胞形成的

恶性肿瘤，多见于中年男性，以髂骨、耻骨、胸壁等躯干骨多见，骶尾部少见。魏培健等报道了1例骶部软骨肉瘤。目前国内外文献鲜见有关超声诊断骶尾部软骨肉瘤的报道。软骨肉瘤的声像图表现为肿瘤区内部呈不均匀回声，其中心区可见大小不等的强回声光点及光斑；肿瘤边缘回声早期较清晰，晚期欠清晰；肿瘤发生黏液变性或坏死时可见大小不等的囊腔；部分软骨肉瘤合并大片钙化或象牙样瘤骨形成时，常可见范围较大的强回声，边缘锐利；CDFI显示散在血流信号。

二、损伤性疾病

1.**肌肉损伤** 骶尾部肌肉损伤主要包括急性损伤和慢性劳损，超声检查可明确损伤的性质、部位、严重程度及与周边肌肉及骨骼关系等。骶尾部肌肉损伤中较为常见的是梨状肌综合征，常可压迫刺激坐骨神经从而引起臀部及大腿后外侧疼痛和麻痹。周颖等报道，通过对30例健康成年人及26例临床确诊为梨状肌综合征的患者进行超声声像图的对比，发现26例患者均表现为患侧梨状肌横断面各条径线及面积大于健侧，边界欠清晰，其内可见密集光点分布；合并坐骨神经受压时，可见内部线性回声连续性中断；合并肌肉出血、水肿时，内可见低回声或无回声区；极少病例可见梨状肌下孔腱鞘囊肿形成。James A. Blunk等提出，梨状肌综合征占臀区疼痛综合征的8%，近年来，在不损伤周围神经血管的前提下，经超声引导对梨状肌进行局部浸润麻醉所具有的更安全、更快捷、更方便的特点越来越受到临床医生的关注。

2.**骨骼损伤** 众所周知，超声在诊断软骨骨折方面具有明显优势。2008年之前，有关超声检查骨折的文献报道仅限于软骨骨折。汶川地震发生以后，很多学者开始关注便携超声在突发性重大事件中的作用。于德江等通过将260例在地震中受伤的患者用便携式超声仪进行诊断后发现，与X线检查相比，超声对细小骨折的诊断有着更高的敏感性，并且由于超声仪方便携带，能够在地震等自然灾害或大规模突发伤害等情况下可快速准确地诊断出骨折，因此认为，在发生突发性重大事件时，超声是最方便、最有效的影像学手段。并且，高频超声引导已经越来越多地被应用于骨折损伤的手术治疗，以避免传统手术的CT引导带来的辐射。

3.**韧带损伤** 骶尾部常见的韧带损伤为骶棘韧带、骶结节韧带骨化及骶髂韧带损伤，多为骨盆骨折造成的，以往多应用X线来检查该病变，鲜有超声检查的报道。超声检查韧带损伤在临床上已经应用得较为广泛，且在各类解剖著作中骶棘韧带、骶结节韧带及骶髂韧带的解剖结构非常明确，这就为高频超声检查骶棘韧带、骶结节韧带及骶髂韧带奠定了理论基础。

4.神经损伤　高频超声能够显示神经的连续性及相关形态的改变，能够直观、准确地对相应神经段的损伤进行定位及定量判断，从而为手术时机及术式的选择提供有价值的信息。陈曦等报道，实时超声弹性成像（RTE）是一种新兴的无创超声检测技术，在评估外周神经损伤时敏感度较高，但特异度较低。近年来国外有关超声技术应用于小儿神经阻滞及椎管内麻醉领域的报道愈来愈多，而国内目前鲜见报道。刘金柱等报道，应用超声定位、监测及指导骶管阻滞操作在穿刺次数、穿刺时间、骶管穿刺成功率均优于传统对照方法，具有较高的临床应用价值。

5.筋膜损伤　筋膜是覆盖在肌肉与肌腱周围的表面的一层菲薄膜性结构，分为深筋膜和浅筋膜。骶髂筋膜脂肪疝是常见的骶尾部筋膜损伤，多发生于肥胖的中年妇女，主要由骶髂关节深浅筋膜破裂，使筋膜下方脂肪组织从筋膜破裂口或裂隙孔膨出，直接导致卡压或是机化后形成粘连，进而引起腰腿痛的一系列症状和体征。高频超声能够对骶髂筋膜脂肪疝进行准确的定位及定量诊断，并了解疝口的大小和疝内容物，具有经济、无创、实时动态和相对较高的特异性和敏感性等优势。正常皮下脂肪层的超声声像图表现为低回声区，脂肪小叶排列规则，小叶间线状强回声包膜连续性完整；当出现脂肪疝时，超声声像图表现为患侧皮下脂肪小叶结构紊乱，小叶间线状强回声连续性中断，可见由深往浅突出的呈低回声团的脂肪球，边界清晰，与周围组织无明显关联。

三、炎症性病变

1.藏毛窦　藏毛窦是发生于骶尾部臀间裂软组织内的慢性窦道或囊肿，其典型特征是内藏毛发。该病好发于肥胖及毛发浓密的青年男性，常表现为该部位反复脓肿形成，多自发溃破形成窦道，容易误诊。藏毛窦在欧美人中多见，在我国发病率较低，但近年来随着国内医生对该病逐渐重视，有关藏毛窦的国内文献报道明显增多。傅强等报道，藏毛窦超声声像图特点为皮下软组织内异常回声，可见无回声为主的或实性成分为主的混合回声病灶（由于不同病程阶段，液化及炎性肉芽组织比例不同），病灶内可见线样强回声（经手术证实为毛发结构）。多数病例CDFI可见血流信号显示。Philip James Smart 等提出，在便携超声仪引导下进行藏毛窦手术，可以判断慢性脓腔的范围及精确位置，从而避免了传统的侧面切开所导致的切口过大及切口愈合慢的问题。

2.坏死性筋膜炎 坏死性筋膜炎是一种罕见软组织感染疾病，主要特点是发病迅速，病情凶险，容易导致筋膜、肌肉及皮下软组织的坏疽。发生于骶尾部的坏死性筋膜炎常是由于褥疮并发严重感染后发生的，严重者危及生命。超声可以用于早期诊断坏死性筋膜炎，但目前国内外鲜有关于骶尾部坏死性筋膜炎的超声报道文献。Marek Wronski 等报道，超声能够早期准确地诊断坏死性筋膜炎，特别是产气菌引起的坏死性筋膜炎，其超声声像图特点是细菌产生的气体和液体沿着深筋膜的走行分布。

3.褥疮 褥疮又称压疮，是由于身体局部组织长期受压、血液循环障碍而引起的组织破损和坏死。该病好发于坐骨、股骨大转子和骶骨。Noriyuki Aoi 等报道，褥疮的超声声像图的特点包括皮下软组织层次不清晰、局限性低回声、筋膜连续性不完整及混合性低回声区，这些典型特征与褥疮的发展及预后有密切关系。

四、结语

综上所述，高频超声非常适合骶尾部肌肉骨骼系统检查，能够明确诊断发生在骶尾部肌肉、肌间隔、肌腱、腱鞘、韧带、神经、血管等处的肿瘤及肿瘤样病变、损伤性病变及炎症性病变。高频超声与其他影像学检查相比，除了具有无创、价廉、准确率高等优势，还较少地受被检者体位及内置金属材料的限制，能够为临床各学科治疗肌骨系统疾病提供可靠的超声影像学依据，有着重要的临床应用价值。

[尹 倩 陈一武 王晓刚（综述） 鄂占森（审校）]

主要参考文献

[1]郝铁，柳莉莎.超声弹性成像技术及其临床应用［J］.医学综述，2010，16（3）：453-455.

［2］陈洁怡，杨禄坤.19例表皮样囊肿超声表现回顾性分析［J］.医药前沿，2013，11：380.

［3］孙建霞，倪晓霞，吴雪松，等.超声诊断骶尾部表皮囊肿1例［J］.中国介入影像及治疗学，2011，8（5）：427.

［4］王霆，骶尾部皮样囊肿误诊1例分析［J］.中国误诊学杂志，2011，11（3）：590.

［5］刘洪涛，卢漫.皮样囊肿与表皮样囊肿的超声诊断［J］.中国现代医生，2009，47（33）：82-83.

［6］倪琼，赵尚开，杨豫贵，等.骶管内脊膜囊肿超声表现［J］.中国医学影像技术，2010，26（10）：2011.

［7］闫凤琴，秦丽，王晓艳.超声诊断骶尾部皮脂腺囊肿1例［J］.中国医学影像学杂志，2011，19（11）：821.

［8］张洁，薛勤，邹大中.51例皮脂腺囊肿的高频超声表现及临床分析［J］.吉林医学，2013，34（25）.

［9］何玉梅.超声诊断骶尾部异位囊肿1例［J］.中国超声医学杂志，2003，19（4）：305.

［10］L.van der Heijden，M. A. J. van de Sande，I. C. M. van der Geest，et al. Giant cell tumors of the sacrum—a nationwide study on midterm results in 26 patients after intralesional excision［J］. Eur Spine，2014，3（11）.

［11］林云，黄雪梅，李光玲，等.骶骨骨巨细胞瘤超声误诊为畸胎瘤蒂扭转一例［J］.中华医学超声杂志（电子版），2007，4（6）：344.

［12］苗苗，赵明明，荣阳.超声诊断海绵状血管瘤的价值与临床研究［J］.中外医学研究，2012，10（7）：50.

［13］郑力鹏，曹红，梅刘伟.产前超声诊断胎儿骶尾部海绵状血管瘤1例［J］.中华超声影像学杂志，2008，17（2）：132.

［14］谢琼，弓喻，李文凯.彩色多普勒超声产前诊断胎儿骶尾部畸胎瘤9例分析［J］.中国实用医药，2011，6（9）：177.

［15］郭敏，刘武岩，王哲.骶尾部畸胎瘤超声表现1例［J］.中国超声医学杂志，2010，26（4）：362.

［16］Vedran Stefanovic，Erja Halmesmäki. Peripartum ultrasound-guided drainage of cystic fetal sacrococcygeal teratoma for the prevention of the labor dystocia：a report of two cases［J］. American Journal of Perinatology Reports，2011，1（2）：87-90.

［17］Wen-Luan Yang，Chui-Mei Tiu，Yi-Hong Chou，et al.Imaging presentation of malignant peripheral nerve sheath tumor at sacral region［J］. Journal of Medical Ultrasound，2011（19）：52-56.

[18] 张新源，张文生.浅表神经鞘瘤超声表现分析［J］，临床超声医学杂志，2012，14（2）：140-141.

[19] 王坚锋.19例骶尾部肿块的超声声像图分析［J］.中国医学创新，2011，8（13）：82-84.

[20] 周亚芹，何峥.骶尾部纤维脂肪瘤超声表现1例［J］.临床超声医学杂志，2013，15（6）：391.

[21] Brian P Walcott，Brian V Nahed，Ahmed Mohyeldin，et al.Chordoma：current concepts，management，and future directions［J］.Lancet Oncol，2012（13）：69-76.

[22] 孙怀玉.超声诊断骶尾部脊索瘤1例［J］.中国超声医学杂志，2013，19（12）：900.

[23] 曾诚.罕见骨外尤文氏肉瘤超声误诊为脂肪瘤1例［J］.临床超声医学杂志，2012，14（12）：804.

[24] 黄波.超声诊断尤文氏肉瘤1例［J］.临床超声医学杂志，2006，6（5）：269.

[25] 高振华，尹军强，孟悛非.原发性骨平滑肌肉瘤的临床、影像学和病理分析及文献复习［J］.中国医学影像技术，2012，28（7）：1383-1386.

[26] 何英，杨裕佳，雷蕾.神经母细胞瘤超声诊断及图像分析［J］.中华医学超声杂志（电子版），2013，10（4）：318-321.

[27] 焦笑鸽，焦荣，张贵祥.彩色多普勒超声诊断软骨肉瘤1例［A］.中国超声医学工程学会第三届全国肌肉骨骼超声医学学术交流会论文汇编［C］，2011.

[28] 周颖，何琦，王翔.超声对梨状肌综合征的诊断价值［J］.中国正骨，2011，23（8）：31-32.

[29] James A. Blunk，Markus Nowotny，Johann Scharf，et al. MRI verification of ultrasound-guided Infiltrations of local anesthetics into the piriformis muscle［J］. Pain Medicine，2013，14：1593-1599.

[30] 于德江，江朝光，李众利，等.超声在汶川地震骨折诊断中的应用［J］.中国医学超声杂志（电子版），2008，5（5）：41-43.

[31] Thomas Kuiran Chen，Purang Abolmaesumi，David Pichora，et al.A system for ultrasound-guided computer-assisted orthopaedic surgery［J］.Computer aided surgery：official journal of the International Society for Computer Aided Surgery，2005，10（5-6）：1-16.

[32] 陈曦.陈定章，郑敏娟，等.实时超声弹性成像评估外周神经损伤［J］.中国医学影像技术，2013，29（12）：2028-2031.

[33] 刘金柱，吴雪青，李榕，等.超声检测与传统方法用于小儿骶管阻滞的比较［J］.中华医学杂志，2012，92（13）：882-885.

[34] 陈碧芬，陈坚.骶髂筋膜脂肪疝的超声诊断（附45例报道）［J］.中国医药指

南，2012，10（35），144-145.

［35］陈国丽，任伟，于萍，等.藏毛窦的超声诊断及鉴别诊断［J］.中国伤残医学，2014，22（4）：179-180.

［36］傅强，崔立刚，陈文，等.骶尾部藏毛窦的超声诊断［J］.中国超声医学杂志，2014，30（1）：86-88.

［37］Philip James Smart，Murtaza Dungerwalla，Alexander Graham Heriot.Bascom's simple pilonidal sinus surgery：simpler with ultrasound guidance［J］. Journal of Medical Ultrasound，2013（21）：97-99.

［38］Luca Lancerotto，Ilaria Tocco，Roberto Salmaso，et al. Necrotizing fasciitis：classification，diagnosis，and management［J］. J Trauma，2012，72（3）：560-566.

［39］Marek Wronski，Maciej Slodkowski，Wlodzimierz Cebulski，et al. Necrotizing fasciitis：early sonographic diagnosis［J］. Journal of Clinical Ultrasound，2011，39（4）：236-239.

［40］Noriyuki Aoi，Kotaro Yoshimura，Takafumi Kadono，et al.Ultrasound assessment of deep tissue injury in pressure ulcers：possible prediction of pressure ulcer progression［J］. Plastic and Reconstructive Surgery，2009，124（2）：540-550.

英汉名词对照

Abdominis	腹横肌
Accessory nerve	副神经
Anococcygeal ligament（Ligamenta anococcygeum）	肛尾韧带
Anterior dura mater	腹侧硬脊膜
Anterior layer of thoracolumbar fasica	胸腰筋膜前层
Anterior	前
Anus	肛门
Aponeuroses of erector spinae	竖脊肌腱膜
Aponeurosis of serratus posterior inferior	下后锯肌腱膜
Aponeurosis of transversus abdominis	腹横肌腱膜
Articular process	关节突
Ascending branch of the occipital artery	枕动脉升支
Capsular ligament	囊韧带
Caudal horn	尾角
Cervical plexus	颈丛
Cervical vertebra	颈椎
Circumflex scapular artery	旋肩胛动脉
Coccyx	尾骨
Costal angle	肋角
Costal bone（Rib bone）	肋骨
Costotransverse joint	肋横突关节
Deep cervical artery	颈深动脉
Deltoid	三角肌
Descending branch of occipital artery	枕动脉降支
Dorsal dura mater	背侧硬脊膜
Dorsal scapular artery	肩胛背动脉
Dorsal scapular nerve	肩胛背神经
Dural sac	硬膜囊
Epidural space	硬膜外腔
Erector spinae	竖脊肌
Extraperitoneal fat	腹膜外脂肪
Fila terminale	外终丝
Glenoid cavity	关节盂
Gluteus maximus	臀大肌

续表

Great auricular nerve	耳大神经
Greater occipital nerve	枕大神经
Greater sciatic foramen（Great sacrosciatic foramina）	坐骨大孔
Iliac bone	髂骨
Iliac crest	髂嵴
Iliocostalis cervicis	颈髂肋肌
Iliocostalis lumborum（Illiocostalis lumborum muscle）	腰髂肋肌
Iliocostalis	髂肋肌
Iliolumbar ligament	髂腰韧带下束
Inferior angle of scapula	肩胛骨下角
Inferior articular process	下关节突
Inferior gluteal artery（Arteriae glutaea inferior）	臀下动脉
Inferior	下
Infraspinatus（Inf Infraspinatus）	冈下肌
Infraspinous fossa	冈下窝
Intercornual ligaments	角间韧带
Intercostal nerve	肋间神经
Intercostale externi（External intercostals）	肋间外肌
Intercostale interni（Internal intercostals）	肋间内肌
intercostales intimi（Innermost intercostal）	肋间最内肌
Internal pudendal artery（Arteriae pudenda interna）	阴部内动脉
Interspinous ligament	棘间韧带
Interspinous space	棘突间隙
Intertransversarii（Ints Intertransversarius）	横突间肌
Ischial spine	坐骨棘
Ischial tuberosity	坐骨结节
Ischium	坐骨
lamina of vertebral arch（Lamina）	椎弓板
Lateral costotransverse ligament	肋横突外侧韧带
Lateral sacral artery-sacroiliaca	骶外侧动脉骶髂关节支
Lateral sacral crest（Cristae sacrales laterals）	骶外侧嵴
Lateral sacrococcygeal ligament	骶尾外侧韧带
Lateral	外
Lateralis angle of scapula	肩胛骨外侧角
Lateralis border of scapula	肩胛骨外侧缘
Latissimus dorsi	背阔肌
Levator scapulae	肩胛提肌

Ligament sacrococcygeum dorsale profundum	骶尾背侧深韧带
Ligament sacrococcygeum dorsale superficiale	骶尾背侧浅韧带
Ligamenta flava	黄韧带
long posterior sacroiliac ligament（ligamenta sacroiliacum posterius longum）	骶髂后长韧带
Longissimus capitis	头最长肌
longissimus cervicis	颈最长肌
Longissimus thoracis	胸最长肌
Longissimus	最长肌
Longus colli	颈长肌
Lumbar sacral spine ligament	腰骶棘间韧带
Mastoid process	乳突
Medial border of scapula	肩胛骨内侧缘
Medial	内
Median sacral crest	骶正中嵴
Middle layer of thoracolumbar fasica	胸腰筋膜中层
Multifidi	多裂肌
Musculi piriformis	梨状肌
Nervi ischiadicus	坐骨神经
Nuchal ligament	项韧带
Obliques capitis inferior muscle	头下斜肌
Obliques capitis superior muscle	头上斜肌
Occipital artery	枕动脉
Occipital bone	枕骨
Peritoneal cavity	腹腔
Pleura	胸膜
Posterior inferior iliac spine	髂后下棘
Posterior intercostal artery	肋间后动脉
Posterior layer of thoracolumbar fasica	胸腰筋膜后层
Posterior longitudinal ligament	后纵韧带
Posterior sacral foramen（Dorsal sacral formina）	骶后孔
Posterior superior iliac spine	髂后上棘
Posterior	后
Psoas major muscle	腰大肌
Rectus capitis posterior major	头后大直肌
Rectus capitis posterior minor	头后小直肌
Rhomboid major	大菱形肌

续表

Rhomboid minor	小菱形肌
Rib head	肋头
Rib neck	肋颈
Rib tubercle	肋结节
Rotatores lumborum	腰回旋肌
Rotators	回旋肌
sacral cornua	骶角
Sacral hiatus	骶管裂孔
Sacral intermediate crest	骶中间嵴
Sacral superior articular process	第一骶椎上关节突
Sacral vertebrae	骶椎
sacrococcygeal joint	骶尾关节
Sacroiliac joint	骶髂关节
Sacrosciatic ligament	骶骨坐骨棘韧带
sacrotuberous ligament（Ligament sacrotuberosum）	骶结节韧带
Sacrum	骶骨
Scalene anterior	前斜角肌
Scalene posterior	后斜角肌
scalenus medius（Middle scalene muscle）	中斜角肌
scapula	肩胛骨
Semispinalis capitis	头半棘肌
Semispinalis cervicis	颈半棘肌
semispinalis thoracis	胸半棘肌
Semispinalis	半棘肌
Serratus anterior	前锯肌
Serratus posterior inferior	下后锯肌
Serratus posterior superior	上后锯肌
Short posterior sacroiliac ligament（Posterior sacroiliac brevis ligament）	骶髂后短韧带
short posterior sacroiliac ligament（ligamenta sacroiliacum posterius breve）	骶髂后短韧带
Skin	皮肤
Spinalis thoracis	胸棘肌
Spinalis	棘肌
Spine of scapula	肩胛冈
Spinoglenoid notch	冈盂切迹
Spinous process	棘突
Splenius capitis	头夹肌
Splenius cervicis	颈夹肌

Sternocleidomastoid	胸锁乳突肌
Subcutaneous fat	皮下脂肪
Subcutaneous tissue	皮下组织
Suboccipital nerve	枕下神经
Subscapular artery	肩胛下动脉
Subscapular nerve	肩胛下神经
Superior angle of scapula	肩胛骨上角
Superior articular process	上关节突
Superior border of scapula	肩胛骨上缘
Superior costotransverse ligament	肋横突上韧带
Superior gluteal artery（Arteriae glataea superior）	臀上动脉
Superior	上
Suprascapular artery	肩胛上动脉
Suprascapular nerve	肩胛上神经
Supraspinatus	冈上肌
Supraspinous fossa	冈上窝
Supraspinous ligament	棘上韧带
Teres major	大圆肌
Teres minor	小圆肌
Thoracic paravertebral space	胸椎旁间隙
Thoracic vertebra	胸椎
Thoracic-Back	胸背部
Thoracodorsal artery	胸背动脉
Thoracolumbar fascia	胸腰筋膜
Transversalis fascia	腹横筋膜
Transverse process	横突
Trapezius	斜方肌
Triangle of auscultation	听诊三角
Vertebral artery	椎动脉
Vertebral body	椎体
Vertebral lamina	椎板
Vertebral vein	椎静脉
Zygapophyseal joint	关节突关节